R. GOTZEN ■ F. W. LOHMANN

HOHER BLUTDRUCK
Ein aktueller Ratgeber

Reinhard Gotzen   Friedrich Wilhelm Lohmann

HOHER BLUTDRUCK

EIN AKTUELLER RATGEBER

Dritte, aktualisierte Auflage

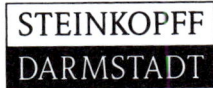

Prof. Dr. med. REINHARD GOTZEN
Universitätsprofessor für Innere Medizin (emerit.)
Freie Universität Berlin
Terrassenstraße 55, 14129 Berlin

Prof. Dr. med. FRIEDRICH WILHELM LOHMANN
Internist und Kardiologe
Fachbereich Humanmedizin der Freien Universität Berlin
Prinz-Handjery-Str. 11 c, 14167 Berlin

ISBN 3-7985-1480-1 Steinkopff Verlag, Darmstadt

Bibliografische Information Der Deutschen Bibliothek
Die Deutsche Bbiliothek verzeichnet diese Publikation in der
Deutschen Nationalbibliografie; detaillierte bibliografische Daten
sind im Internet über <http://dnb.ddb.de> abrufbar.

Steinkopff Verlag Darmstadt
ein Unternehmen von Springer Science+Business Media

www.steinkopff.springer.de

© Steinkopff Verlag Darmstadt 2000, 2005
Printed in Germany

Reaktion: Sabine Ibkendanz   Herstellung: Klemens Schwind
Umschlaggestaltung: Erich Kirchner, Heidelberg
Satz: K+V Fotosatz GmbH, Beerfelden

SPIN 11314110   85/7231-5 4 3 2 1 – Gedruckt auf säurefreiem Papier

Vorwort

Mit einer Häufigkeit von etwa 25% ist Bluthochdruck in unserer Bevölkerung eine der wesentlichen Ursachen für die hohe Quote herzkreislaufbedingter Erkrankungen und Todesfälle.

Hoher Blutdruck verursacht zunächst keine Beschwerden, sodass dieser Risikofaktor nur durch eine Blutdruckmessung erkannt bzw. ausgeschlossen werden kann.

Bei Feststellung konstant erhöhter Blutdruckwerte sind unbedingt eine Untersuchung und eine Behandlung erforderlich, um die vielen Folgeerkrankungen und Komplikationen des Bluthochdrucks zu verhindern. Die heute verfügbaren Behandlungsmöglichkeiten des Bluthochdrucks sind ausgezeichnet. Bei frühzeitiger Feststellung und konsequenter Behandlung der Hochdruckkrankheit können die für den jeweiligen Patienten ungünstigen Folgen praktisch völlig vermieden werden.

Dem Hochdruckpatienten fällt bei dieser Behandlung eine ganz wichtige Rolle zu. Einmal sollte er seine Lebensweise entsprechend den ärztlichen Vorschlägen ausrichten, und zum anderen sollte er die ggf. verordneten Medikamente regelmäßig einnehmen, er sollte also eine große Therapietreue aufbringen.

Weiterhin kann der Hochdruckpatient die Bemühungen seines Arztes auch dadurch noch unterstützen, dass er seinen Blutdruck selbst misst und sich somit an der Kontrolle seiner blutdrucksenkenden Behandlung beteiligt.

Trotz der relativ einfachen Methode der Blutdruckmessung zur Feststellung eines erhöhten Blutdrucks (arterielle Hypertonie) und vor allem auch trotz der recht optimalen Behandlungsmöglichkeiten der Hochdruckkrankheit sind die Behandlungsdichte und die Behandlungsqualität bei Bluthochdruck in unserer Bevölkerung unzureichend. Es besteht eine erhebliche Unterbehandlung der arteriellen Hypertonie.

Bei einem Drittel der Menschen mit konstant erhöhtem Blutdruck ist dieser Befund noch unentdeckt, etwa ein weiteres Drittel der Hypertoniepatienten ist noch unbehandelt, und nur ein Drittel der Hypertoniker wird zwar behandelt, jedoch nur etwa die Hälfte davon ausreichend. Somit wird nur bei etwa 15% aller Hypertoniepatienten der Zielblutdruck (siehe später) nach den aktuellen Therapieempfehlungen auch wirklich erreicht.

Wesentliche Ursachen für diesen Sachverhalt sind die nicht ausreichende Information und Aufklärung der Bevölkerung und ebenso der Hypertoniepatienten über das Krankheitsbild des erhöhten Blutdrucks sowie über die ausgezeichneten Möglichkeiten seiner Behandlung. So wird mit Recht darauf hingewiesen, dass Unwissenheit ein zumindest gleichbedeutender Risikofaktor wie die klassischen Risikofaktoren der Arteriosklerose (u. a. eben Bluthochdruck) selbst ist.

Mit dem vorliegenden Buch wollen wir für Betroffene und Interessierte das Krankheitsbild der arteriellen Hypertonie (des hohen Blutdrucks) verständlich machen und in Verfolgung der Ziele der Deutschen Hochdruckliga Einsicht und Motivation für die ggf. notwendigen diagnostischen und therapeutischen Maßnahmen erzeugen.

Dabei werden viele alltägliche, aber praktisch wichtige Probleme der Lebensweise, der Ernährung, der körperlichen Aktivität, der beruflichen Tätigkeit sowie der Freizeit- und Urlaubsgestaltung, einschließlich Flug- und Autoreisen, angesprochen, die erfahrungsgemäß immer wieder für den Hochdruckpatienten Schwierigkeiten bereiten. Bezüglich weiterer Einzelheiten sei auf das Inhaltsverzeichnis verwiesen.

Unser Ratgeber erschien erstmals im Jahr 1996, eine 2. Auflage im Jahr 2000. Eine Überarbeitung und Neuauflage wurden jetzt erforderlich, da aufgrund neuerer Erkenntnisse eine neue Definition des normalen und erhöhten Blutdrucks und des anzustrebenden Zielblutdrucks bei der Hochdruckkrankheit vorgenommen werden musste. Als normal sind auch nach den neuesten Empfehlungen Blutdruckwerte beim Erwachsenen unter Ruhebedingungen von unter 130/85 mmHg anzusehen. Hochdruckkranke, bei denen unter Behandlung diese Blutdruckwerte dauerhaft erreicht werden, können davon ausgehen, dass ihr gesundheitliches Schicksal wie das eines Menschen mit normalem Blutdruck verläuft, vorausgesetzt, dass keine weiteren Risiken bestehen. Allgemeinmaßnahmen und die heute verfügbaren blutdrucksenkenden Medikamente sind hinsichtlich ihres therapeutischen Nutzens so gut untersucht, dass die Befolgung der ärztlicherseits vorgeschlagenen Therapie theoretisch mögliche Risiken aufhebt.

Es ist unser Wunsch und Ziel, durch dieses Buch einen Beitrag zur Schärfung des Gesundheitsbewusstseins in unserer Bevölkerung zu leisten und vor allem für die vielen Hochdruckpatienten eine praktische Hilfestellung bei ihrer Behandlung zu geben, um auf diese Weise einen Beitrag zur Verbesserung der Therapietreue (Compliance) zu leisten und um damit dann auch die Behandlungsgüte und den Behandlungserfolg bei der arteriellen Hypertonie zu steigern. Der gut informierte und dadurch mündige Patient ist ein idealer Partner für seinen Arzt, dessen Bemühungen er versteht und einsichtsvoll unterstützen kann – zu seinem eigenen Wohlergehen.

Berlin, im Dezember 2004   *R. Gotzen*
                                        F. W. Lohmann

Inhaltsverzeichnis

1 Der normale und der erhöhte Blutdruck

Die Hauptaufgabe von Herz und Kreislauf ist es, für alle Organe eine ausreichende Durchblutung und damit eine gute Versorgung mit Sauerstoff und Nährstoffen zu gewährleisten. Das Herz ist ein vierkammeriger Hohlmuskel, der als Umwälzpumpe arbeitet. Das Herz saugt Blut aus den Venen an und fördert es aus der rechten Herzkammer in den kleinen Kreislauf (Lungenkreislauf) und aus der linken Herzkammer in den großen Kreislauf (Körperkreislauf). Wenn wir von Blutdruck sprechen, meinen wir den Blutdruck im großen Kreislauf (Abb. 1.1.). Der große Kreislauf beginnt mit der linken Herzkammer und der Hauptschlagader (Aorta). Aus der Aorta entspringen die Körperschlagadern (Arterien), die die einzelnen Organe (Gehirn, Leber, Milz, Niere, Bauchspeicheldrüse und andere) und die Gliedmaßen mit Blut versorgen. In den Organen verzweigen sich die Schlagadern in viele kleinste Schlagadern (Arteriolen) und die dünnen Haargefäße (Kapillaren), in denen Sauerstoffaustausch und Stoffwechsel stattfinden. Das Herz arbeitet als Pumpe rhythmisch: Jeder Zusammenziehung, auch Kontraktion genannt (Systole), in der das Blut in die Schlagadern ausgeworfen wird, folgt eine Erschlaffung (Diastole), in der Blut aus den Venen angesaugt wird. Durch die rhythmische Herztätigkeit gelangt das Blut stoßweise in die Arterien, und es entsteht der Puls, der in der Peripherie mit einem Gipfel (der Systole des Herzens entsprechend) und einem Tal (der Diastole des Herzens entsprechend) fühlbar ist. Deshalb wird beim Blutdruck ein oberer (systolischer) Wert und ein unterer (diastolischer) Wert unterschieden (Abb. 1.2.). Die Höhe des Blutdrucks ist abhängig von der Herzleistung und vom peripheren Gefäßwiderstand (der Summe aller Querschnitte der kleinsten Schlagadern). Je enger diese kleinen Arterien (Arteriolen) sind, desto schwerer fließt das Blut ab und um so höher ist der diastolische Blutdruck. Der Blutdruck

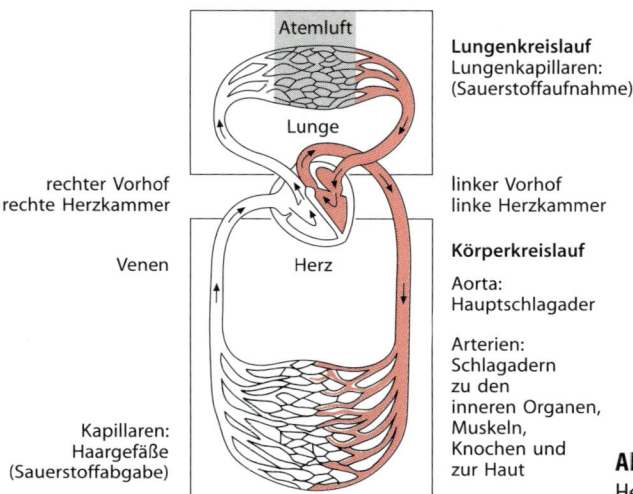

Abb. 1.1. Schema Herz und Blutkreislauf

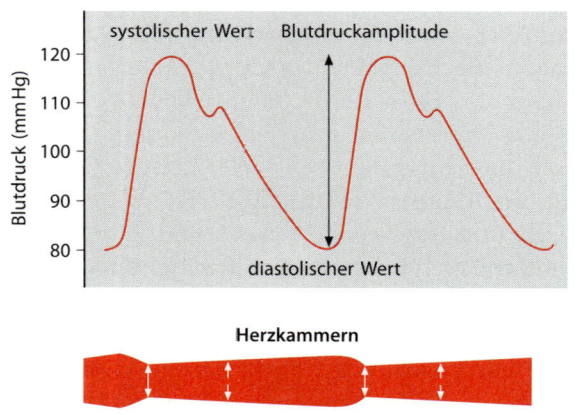

Abb. 1.2. Herztätigkeit und Blutdruck

ist keine über den Tag und die Nacht gleichbleibende, sondern eine variable Größe, die belastungs- und situationsabhängige Schwankungen aufweist (Abb. 1.3.). Jede körperliche Belastung lässt den Blutdruck ansteigen, was beispielsweise beim Fahrradfahren zu starken Erhöhungen des Blutdrucks führen kann. Umgekehrt ist während des Schlafes der Blutdruck normalerweise niedriger. Als Belastungen, die zu einer momentanen bzw. situativen

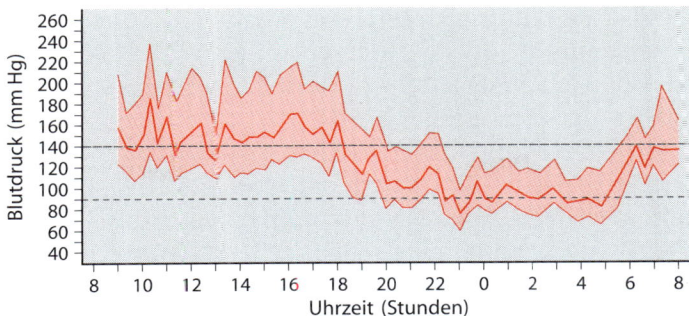

Abb. 1.3. Ergebnis einer 24-Stunden-Blutdruckmessung bei einem Hochdruckkranken. Die Schraffierung kennzeichnet den Bereich zwischen dem systolischen (obere Linie) und dem diastolischen Blutdruck (untere Linie). Zahlreiche situationsbedingte Schwankungen bei stark erhöhten Blutdruckwerten am Tag sowie eine anhaltende Blutdrucksenkung in der Nacht sind erkennbar

Erhöhung des Blutdrucks führen können, seien neben Muskelarbeit plötzliche Kälteeinwirkungen und vor allem akute psychische Belastungssituationen genannt: Aufregung, Ärger, Schreck.

Der Blutdruck ist eine durch Rückkopplung geregelte Größe. Die Zentren der Blutdruckregelung, in denen auch der Sollwert festgelegt wird, liegen im Gehirn (Zwischenhirn, Mittelhirn, verlängertes Rückenmark). Für eine Regelung sind *Blutdruckfühler* (Barorezeptoren) notwendig. Diese Blutdruckfühler liegen in der Hauptschlagader (Aortenbogen) und in den zum Kopf führenden Halsschlagadern. Neben den über das vegetative Nervensystem laufenden, schnell wirksamen Regelmechanismen gibt es auch eine langsam wirkende Regelung, an der verschiedene blutdruckwirksame Hormone beteiligt sind: einmal aus der Niere das Renin, welches bei der Bildung des kreislaufaktiven Angiotensin II mitwirkt, dann aus der Nebennierenrinde das Aldosteron und aus dem Hypophysenhinterlappen (der Hirnanhangdrüse) das Vasopressin. Treten Störungen in den Blutdruckzentren im Gehirn, den Blutdruckfühlern oder den nervösen oder hormonalen Mechanismen auf, so kann es zum erhöhten Blutdruck kommen. Alle genannten Einflüsse verändern den Blutdruck an einem der beiden Stellglieder, die die Höhe des Blutdrucks bestimmen: der Förderleistung des Herzens und/oder am peripheren Gesamtgefäßwiderstand. Der Blutdruck steigt an, wenn die Förderleistung des Herzens zunimmt, oder – weit wichtiger und häufiger – wenn sich die kleinsten Schlagadern (Arteriolen) verengen und der periphere Gefäßwiderstand größer wird.

Mit jeder Pumpphase des Herzmuskels steigt der Druck im großen Kreislauf im Normalfall auf etwa 120 bzw. 130 mmHg an und fällt auf Werte von etwa 80 mmHg ab (Abb. 1.2.). Diese Werte können nach unten abweichen, z.B. auf Werte um 100/60 mmHg, dann spricht man von niedrigem Blutdruck, sog. Hypotonie. Als normal sind nach den neuesten Empfehlungen der Weltgesundheitsorganisation (WHO) und der Internationalen Gesellschaft (Society) für Hochdruck (ISH) unter Ruhebedingungen als Gelegenheitswert gemessene Blutdrücke beim Erwachsenen von *systolisch unter 130 mmHg* und *diastolisch unter 85 mmHg* anzusehen. Ruheblutdruckwerte *unter 130/85 mmHg* sind heute das Behandlungsziel bei der Hochdrucktherapie. Insbesondere die Ergebnisse der HOT-Studie („Hochdruck optimal therapiert") bei nahezu 19 000 Hypertoniepatienten haben zu diesen neuen Zielwerten der Hochdruckbehandlung geführt. Unabhängig vom Lebensalter bedeuten anhaltende Blutdruckwerte *ab 140 mmHg systolisch* und *ab 90 mmHg diastolisch* Bluthochdruck. Liegt der *diastolische* Blutdruck konstant *unter 90 mmHg*, der *systolische* Blutdruck aber bei *140 mmHg* oder darüber, ist das eine isolierte systolische arterielle Hypertonie.

Die amerikanische Herz-Kreislauf-Gesellschaft hat 2003 die gerade geschilderten Definitionen nochmals verändert: Der normale Blutdruck ist danach mit Werten von unter 120 mmHg systolisch und unter 80 mmHg diastolisch definiert.

Zwischen 120 und 139 mmHg systolisch bzw. zwischen 80 und 89 mmHg diastolisch liegt das prähypertensive Stadium des Blutdrucks, während die arterielle Hypertonie unverändert bei 140/90 mmHg beginnt.

Somit ergeben sich zurzeit zwischen Westeuropa und daher auch Deutschland und den USA die in Tabelle 1.1 angegebenen Unterschiede (Angaben in mmHg):

Tabelle 1.1. Unterschiede der Blutdruckdefinitionen zwischen Deutschland und den USA (Angaben in mmHg)

	Deutschland	USA
■ Arterielle Hypertonie	ab 140/90	ab 140/90
■ Noch normaler bzw. hochnormaler Blutdruck	130–139/85–89	
■ Prähypertonie		120–139/80–89
■ Normaler Blutdruck	unter 130/85	unter 120/80

Patienten mit Diabetes mellitus (Zuckerkrankheit) oder chronisch eingeschränkter Nierenfunktion und „noch normalen" bzw. prähypertensiven Blutdruckwerten sollten heute bereits medikamentös blutdrucksenkend behandelt werden, um ihre Lebenserwartung zu verbessern.

Daher haben sich auch die Therapieziele bei der Hochdrucktherapie (siehe später) wie folgt verändert (Angaben in mmHg):

	Blutdrucksenkung auf
■ Patienten mit „nur" Bluthochdruck	< 140/90 (möglichst < 130/85)
■ Hypertoniepatienten mit Diabetes mellitus oder chronisch eingeschränkter Nierenfunktion	< 130/80
■ Hypertoniepatienten mit einer Eiweißausscheidung im Urin von > 1 g/Tag	< 125/75

Diese recht „strengen" Zielwerte der Behandlung einer arteriellen Hypertonie sind häufig nur durch eine Kombinationstherapie mit verschiedenen blutdrucksenkenden Medikamenten zu erreichen (siehe später).

Ein einmalig oder gelegentlich über diese Grenzwerte hinausgehender Blutdruckwert bedeutet keineswegs, dass eine Hochdruckkrankheit vorliegt. Häufig ist eine Blutdruckerhöhung nur situationsbedingt (z. B. anlässlich eines Arztbesuchs, sog. Weißkittelhochdruck). Die große Schwankungsbreite des Blutdrucks sowie die Zunahme und Abnahme im Verlauf des Tages und während der Nacht machen es mitunter sehr schwer, den durchschnittlichen Blutdruckwert zu bestimmen. Es kann notwendig sein, den Blutdruck in ver-

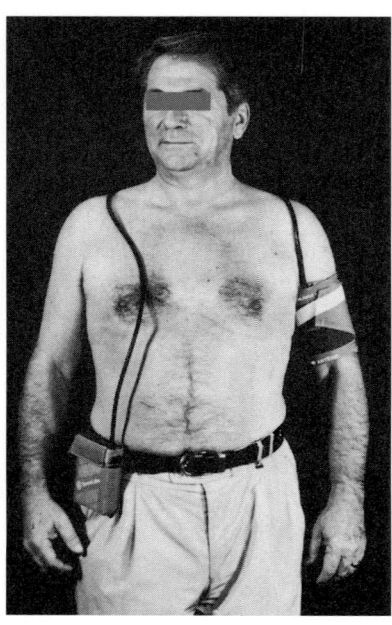

Abb. 1.4. Patient mit angelegtem Gerät zur ambulanten Langzeitblutdruckmessung (ABDM)

schiedenen Körperlagen und vielleicht auch zu verschiedenen Zeiten zu messen, bevor ein endgültiges Urteil darüber möglich ist, ob eine Hochdruckkrankheit vorliegt und eine Behandlung eingeleitet werden muss. Hilfreich bei der Klärung dieser Frage können auch die zusätzliche Blutdruckselbstmessung und ggf. eine heute mögliche ambulante Langzeitblutdruckmessung unter Alltagsbedingungen mit entsprechenden Messgeräten sein (Abb. 1.3. und 1.4.). Die Methode ist zur Abgrenzung des sog. Sprechstundenhochdrucks geeignet und erlaubt auch eine Beurteilung der Blutdruckwerte in der Nacht, was prognostisch, diagnostisch und therapeutisch bedeutsam sein kann. Die einzige Methode, einen chronisch erhöhten Blutdruck zu erkennen, ist die wiederholte Blutdruckmessung. Im Gegensatz zu anderen Organkrankheiten, die Schmerzen oder Funktionsstörungen verursachen, beginnt der Bluthochdruck in der Regel ohne Beschwerden und kann jahrelang stumm verlaufen, ehe der Betroffene durch Folgeerscheinungen – Luftnot infolge Herzschwäche, Herzinfarkt, Herzversagen, Schlaganfall, Durchblutungsstörungen der Beine – auf die Erkrankung aufmerksam gemacht wird.

2 Wie wird der Blutdruck gemessen?

Die Blutdruckmessung beruht auf einem einfachen Prinzip: Eine aufblasbare Gummimanschette, die sich nach innen ausdehnen kann, wird fest um den Oberarm gelegt. Die Manschette ist mit einem Druckmessgerät – z. B. einer Quecksilbersäule – verbunden, an dem sich der Druck ablesen lässt, der innerhalb der Manschette besteht. Wird dieser Druck durch Aufpumpen erhöht, so überträgt er sich unmittelbar auf die Oberarmmuskulatur und schließlich auch auf die Blutgefäße, die im Oberarm verlaufen. Erfolgt die Druckerhöhung in der Manschette soweit, dass sie den systolischen Blutdruck in den Schlagadern übersteigt, so werden diese zusammengedrückt, es kann kein Blut mehr hindurchfließen. Lässt man danach den Druck aus der Manschette langsam wieder ab, so wird das Blut in dem Augenblick wieder zu strömen anfangen, in dem der Druck in der Armschlagader höher ist als der in der Manschette. Das Blut wird jetzt bei jedem Herzschlag durch die eben noch zusammengedrückte Armschlagader gepresst. In dieser Zeit kann man mit dem Stethoskop über der Armschlagader (Armarterie) in der Ellenbeuge ein regelmäßiges Klopfen hören. Der Beginn der Klopftöne gibt den Wert für den systolischen Blutdruck (oberer Wert) an. Bei weiterem Ablassen des Drucks in der Manschette ist dieses Klopfen bzw. Geräusch zunächst weiter hörbar, bis es schließlich verschwindet. Das Verschwinden der Töne zeigt an, dass der Blutstrom nicht mehr eingeengt ist. Der in diesem Augenblick herrschende Druck entspricht dem Druck, der während der Erschlaffung des Herzens im Gefäßsystem besteht (unterer Wert oder auch „diastolischer Blutdruck" genannt). Die Entstehung der Gefäßgeräusche bei der Blutdruckmessung in Abhängigkeit von Manschettendruck und Durchgängigkeit der Oberarmarterie veranschaulicht Abb. 2.1. Auftreten und Verschwinden der pulsierenden Geräusche markie-

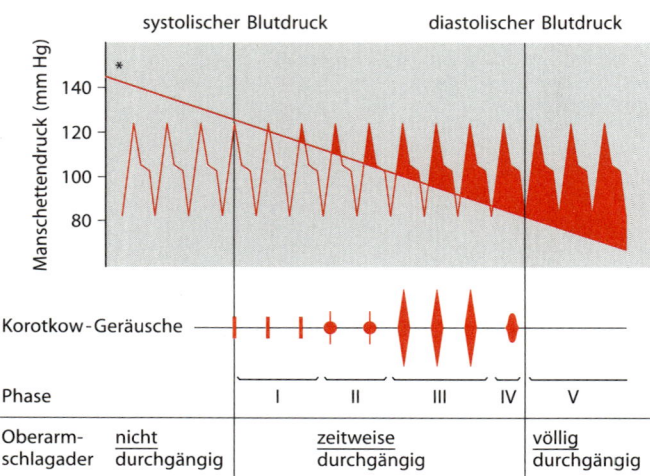

* Die schräge Linie stellt den Abfall des Manschettendrucks dar

Abb. 2.1. Entstehung der Gefäßgeräusche (Korotkow-Geräusche) bei der Blutdruckmessung in Abhängigkeit von Manschettendruck und Durchgängigkeit der Oberarmarterie

ren also den systolischen und den diastolischen Blutdruck, die in „Millimeter Quecksilbersäule" (mmHg) gemessen werden. Bei Blutdruckangaben nennt man beide Werte zusammen. Hat jemand einen systolisch Druck von 120 und einen diastolischen Druck von 80, dann sagt man, der Blutdruck beträgt 120 zu 80 (120/80) mmHg.

Der Blutdruck ist aber nun nicht immer gleich hoch, wie etwa im Rohr einer Wasserleitung, sondern er „pulsiert". Warum? Das Herz pumpt rhythmisch, und jedesmal, wenn es sich zusammenzieht, stößt es Blut aus. Das geschieht normalerweise etwa 60- bis 80-mal pro Minute, und auf diese Weise werden etwa 5 Liter pro Minute durch den großen und den kleinen Kreislauf gepumpt. Wären die Blutadern starre Röhren, wie etwa eine Wasserleitung, so würde der Blutdruck mit jedem Herzschlag plötzlich ansteigen (in der Systole) und dann, wenn sich das Herz wieder entspannt (Diastole) auf einen Nullwert abfallen. Das Blut würde sich also ruckartig vorwärts bewegen und nicht wie im Blutkreislauf gleichmäßig fließen. Da die Wände der Schlagadern elastisch sind, werden sie bei jedem Ausstoß von Blut aus dem Herzen (Systole) gedehnt und haben wieder ihren normalen Durchmesser, wenn das Herz erschlafft (Diastole). In der Diastole gibt dann das elastische arterielle Gefäßsystem die vorher gespeicherte Energie wieder an den Blutstrom zurück, sodass dieser anhält. Die Pumpstöße des Herzens breiten sich wellenförmig im Gefäßsystem aus und können dort als „Puls" gefühlt werden. Je nachdem, ob sich das Herz zusammenzieht oder erschlafft ist, wird der Druck in den Adern (Arterien) höher oder niedriger sein. Die Pulswelle entspricht somit Blutdruckschwankungen, die bei jedem Herzschlag auftreten.

Technik der Blutdruckmessung

Die wesentlichen Teile eines Blutdruckmessgeräts sind die aufblasbare Manschette und das Manometer (Abb. 2.2.). Beim Anlegen der luftleeren Manschette ist darauf zu achten, dass das aufblasbare Gummiteil mindestens den gesamten inneren Halbumfang des Oberarms bedeckt. Die Manschette muss fest anliegen, ohne abzuschnüren, und soll ungefähr 2,5 cm oberhalb der Ellenbeuge enden. Bei Geräten mit in der Manschette eingebautem Stethoskop oder Mikrophon muss dieses genau über der Schlagader an der Innenseite des Oberarms (Arteria brachialis) platziert werden

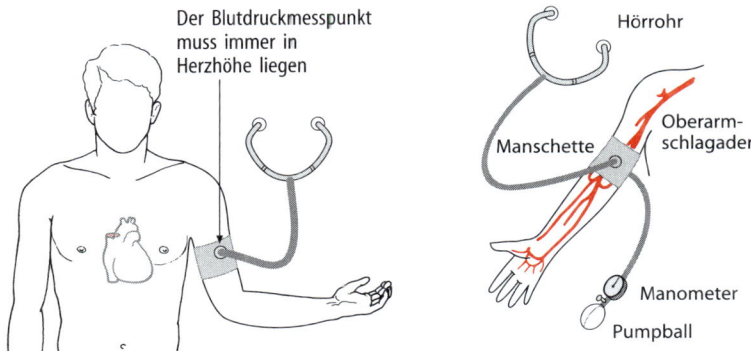

Abb. 2.2. Blutdruckmessung im Sitzen

(Verschiebung des eingebauten Mikrophons zur Vorder- oder Hinterseite des Oberarms bedingt Messfehler von bis zu 5 mmHg). Die Messung sollte im Sitzen (ggf. auch im Liegen und Stehen) in entspannter Haltung nach etwa 2–3 Minuten Ruhe erfolgen. Unabhängig von der Körperstellung sollen sich die Ellenbeuge und der ganz leicht im Ellenbogengelenk gebeugte Unterarm in Herzhöhe befinden (Abb. 2.2.). Anspannung bzw. Herabhängen des Arms kann zu falsch-hohen Messwerten führen. Bei der ersten Untersuchung ist es zweckmäßig, den Blutdruck an beiden Armen zu messen. Ergeben sich dabei größere Unterschiede, soll später stets an dem Arm, an dem die höheren Blutdruckwerte ermittelt wurden, gemessen werden. Die Manschette wird schnell auf einen Wert aufgepumpt, der etwa 30 mmHg oberhalb desjenigen Manometerdrucks liegt, bei dem der Puls am Handgelenk (Radialispuls) verschwindet. Anschließend wird der Manschettendruck allmählich in den Messbereich des systolischen und diastolischen Drucks verringert (etwa 2–3 mm Quecksilbersäule pro Sekunde) und gleichzeitig die Schlagader in der Ellenbeuge oder an der Innenseite des Oberarms abgehört (auskultiert). Bei automatisch messenden Geräten mit eingebautem Mikrophon in der Manschette ist dies nicht erforderlich. Beim ersten hörbaren Geräusch wird am Manometer der systolische Blutdruck, beim völligen Verschwinden der Geräusche der diastolische Blutdruck abgelesen, und zwar neuerdings auch bei Schwangeren.

Ausnahme: Bei Menschen, bei denen die Geräusche bis zu Druckwerten von 40 mmHg und tiefer hörbar sind, wird der diastolische Druck bereits abgelesen, wenn die Geräusche deutlich leiser werden.

Der Druck sollte so genau wie möglich abgelesen werden. Ein Auf- oder Abrunden der Werte auf 10 oder 5 mmHg ist abzulehnen. Nach dem Messvorgang wird die Luft rasch aus der Manschette abgelassen. Bei neueren Verfahren der Blutdruckmessung entfallen Stethoskop bzw. Mikrophon. Elektronisch werden Schwingungen (Oszillationen), die zwischen systolischem und diastolischem Druck in der Manschette auftreten, aufgenommen und ausgewertet. Diese elektronischen Blutdruckmessgeräte haben heute sowohl bei der Selbstmessung als auch in Klinik und Praxis weite Verbreitung gefunden. Der Blutdruck kann, wie bereits angesprochen, durch vielfältige Faktoren, z. B. Erregung und Spannungen, beeinflusst werden. Deshalb sollten vor den Blutdruckmessungen körperliche oder psychische Belastungen vermieden werden. Der Genuss von Alkohol oder Nikotin ist innerhalb einer Stunde vor der Blutdruckmessung zu vermeiden, und es sollte darauf geachtet werden, dass die Blase entleert ist. Nur wiederholte Messungen an verschiedenen Tageszeiten erlauben ein Urteil über den Blutdruck.

Die Standardblutdruckmanschette (aufblasbarer Gummiteil von 12/13 cm×24 cm) ergibt bei Erwachsenen mit einem Oberarmumfang bis zu 32 cm ausreichend verlässliche Werte. Für größere Oberarmumfänge ist die Verwendung längerer und breiterer Manschetten erforderlich; dazu ist eine Spezialberatung erforderlich. Auch bei Kindern sind entsprechend angepasste Manschetten zu verwenden. Notwendige Manschettenmaße zeigt Tabelle 2.1.

Mögliche Fehler bei der Blutdruckmessung:
- Manschette ist bei dickem Oberarm mit einem Umfang über 33 cm zu schmal: zu hohe Blutdruckwerte,
- Manschette ist durch Verwendung einer Erwachsenenmanschette bei Kindern mit schmalem Arm zu breit: zu niedrige Blutdruckwerte,
- Manschette ist zu locker angelegt: zu hohe Blutdruckwerte,
- Manschette wurde über der Kleidung angelegt: unzuverlässige Blutdruckwerte,
- Ellenbeuge liegt unter der Herzhöhe: zu hohe Blutdruckwerte,

Tabelle 2.1. Notwendige Manschettenmaße für die genaue Blutdruckmessung

Patient	Oberarmumfang	Gummiteil der Manschette Breite×Länge*
◼ Kleinkind		5 cm×8 cm
◼ Kind		5 cm×13 cm
◼ Erwachsener	unter 33 cm	12/13 cm×24 cm
	33–41 cm	15 cm×30 cm
	über 41 cm	18 cm×36 cm

* Die angegebenen Längen sind Mindestmaße.

- Ellenbeuge liegt über der Herzhöhe: zu niedrige Blutdruckwerte,
- Oberarm ist durch zu enge Kleidung eingeschnürt: falsche Blutdruckwerte,
- Aufpumpen erfolgt zu langsam: falsche Blutdruckwerte,
- Ablassgeschwindigkeit über 3 mmHg/Sekunde: systolischer Wert zu niedrig, diastolischer Wert zu hoch.

Bei Störungen der Herzschlagfolge (Herzrhythmusstörungen) können die Blutdruckwerte sehr schwanken, aus dem Grunde ist die Blutdruckmessung oft nicht zuverlässig.

In diesen Situationen sollte die auskultatorische Methode zur Blutdruckmessung eingesetzt werden.

3 | Selbstmessung des Blutdrucks

Nichtautomatische und automatische Messgeräte

Die Selbstmessung dient der Erfassung des Blutdrucks unter Alltagsbedingungen. Nach Einweisung in das methodische Vorgehen beherrscht man nach kurzer Zeit die Durchführung dieses Messvorgangs. Für die Selbstmessung des Blutdrucks stehen heute eine ganze Reihe geeigneter Geräte zur Verfügung (s. auch Tabelle 3.1.):

- Blutdruckselbstmessgeräte mit Hörrohr (Stethoskop) und Federmanometer,
- elektronische Blutdruckselbstmessgeräte mit Mikrophon,
- elektronische Blutdruckselbstmessgeräte nach dem oszillometrischen Prinzip für die Messung am Oberarm,
- elektronische Blutdruckselbstmessgeräte nach dem oszillometrischen Prinzip für die Messung am Handgelenk ohne oder mit Speicherfunktion,
- elektronische Blutdruckselbstmessgeräte mit Infrarotmessung des Volumenpulses am Finger.

Viele dieser Geräte werden als Halb- oder Vollautomaten mit Digitalanzeige vertrieben. Bei Halbautomaten erfolgt das Aufpumpen der Manschette mit der Hand, der Druckablass geschieht automatisch. Bei Vollautomaten sind alle Vorgänge der Blutdruckmessung automatisiert. Auch Geräte, die die gemessenen Werte speichern und ausdrucken, sind für die Selbstmessung erhältlich.

> Auch für Halb- oder Vollautomaten müssen die standardisierten Bedingungen der Blutdruckmessung und die richtige Manschettengröße eingehalten werden.

Vor- und Nachteile der verschiedenen Blutdruck-messgeräte (Tabelle 3.1.)

Die Geräte mit Hörrohr (Stethoskop) sind nicht geeignet für Menschen mit schlechtem Hörvermögen, schlechter Merkfähigkeit oder mit Behinderungen der Gelenke an Händen oder Armen. Für diese Patienten empfiehlt sich die Blutdruckmessung mit Halb- oder Vollautomaten mit digitaler Anzeige und Speicherung (Memory-Funktion) der Messwerte. Der Bedienungskomfort der einzelnen Geräte ist sehr unterschiedlich. Einige Geräte sind für Linkshänder oder für Patienten mit Sehschwäche weniger geeignet.

Bei Herzrhythmusstörungen sind elektronische Geräte mit oszillometrischer Messung für die Blutdruckmessung nur bedingt geeignet. Hier ist die Blutdruckmessung mit dem Stethoskop, ggf.

Tabelle 3.1. Blutdruckselbstmessgeräte

Mit Stethoskop:
- Aufbau: Federmanometer, Hörrohr (Stethoskop)
- Anzeige: Zeiger, z. T. optische und akustische Signale
- Nicht geeignet bei schlechtem Hörvermögen, Seheinschränkung, Gelenkbehinderung, schlechter Merkfähigkeit
- Vorteile: preiswert, auch bei Rhythmusstörungen zuverlässig

Automatische Blutdruckmessgeräte:
- Aufbau: Messung über Korotkow-Töne (Mikrophon) oder Oszillometrie, automatisch regulierbarer Druckablass, feststehende digitale Messwerte, meist auch Pulsanzeige
- Halbautomaten: bei Rhythmusstörungen unzuverlässig
- Vollautomaten: auch Aufpumpen vollautomatisch, mit Druckvorwahl, z. T. Ausdruck der Werte
- Nachteile: bei Rhythmusstörungen unzuverlässig
- Vorteile: weitgehend automatisierter Messvorgang mit gleicher Messgenauigkeit wie Stethoskopgeräte

Blutdruckmessung am Handgelenk:
Durch den Arzt prüfen lassen, ob die Blutdruckwerte am Handgelenk von denen am Oberarm um nicht mehr als 10 mmHg abweichen

mit einem automatisch messenden Gerät mit Mikrophon, vorzu-
ziehen.

Möchte man für die Selbstmessung des Blutdrucks ein Hand-
gelenkgerät benutzen, muss vom Arzt geprüft werden, ob die
Werte am Oberarm und am Handgelenk übereinstimmen.
Liegen die Blutdruckwerte am Handgelenk um 10 mmHg
höher oder niedriger als am Oberarm, kann eine Blutdruckmessung am Handgelenk nicht empfohlen werden.

Die Blutdruckmessung am Finger kann derzeit nicht generell empfohlen werden. Fehlmessungen treten besonders bei kalten schlan-
ken Fingern auf. Vergleichsmessungen am Oberarm sind notwendig.

Tabelle 3.2. Blutdruckmessgeräte mit dem Gütesiegel der „Deutschen Liga zur Bekämpfung des hohen Blutdrucks"

Oberarmmessgeräte
■ Hartmann
  – TENSOVAL COMFORT (Oberarm, 2001)
  – HG 160 COMFORT (Oberarm, 2001)
■ Microlife
  – BP 3BTO-A (Oberarm, 2001)
■ OMRON
  – MIT (Oberarm, 2001)
  – M5-I (Oberarm, 2002)
■ Hartmann
  – TENSOVAL COMFORT (Oberarmschalenmanschette, 2002)
  – TENSOVAL COMFORT (Oberarmflachmanschette, 2002)
■ BOSO Bosch und Sohn
  – boso-medicus prestige (Oberarm, 2002)
■ Beurer
  – DC50/DC55 (Oberarm, 2002)

Handgelenkmessgeräte
■ OMRON
  – R5-I (Handgelenk, 2002)

Die Deutsche Hochdruckliga vergibt nach entsprechender Prüfung ein Prüf- bzw. Gütesiegel für die verschiedenen, gerade zur Blutdruckselbstmessung angebotenen Geräte. Zehn Blutdruckmessgeräte haben bisher das Gütesiegel der Hochdruckliga erhalten (s. Tabelle 3.2). Weitere Geräte befinden sich in Prüfung. Der aktuelle Informationsstand kann diesbezüglich bei der Geschäftsstelle der Deutschen Hochdruckliga in Heidelberg erfragt werden: Telefon: 0 62 21/41 17 74 bzw. Herz-Kreislauf-Telefon: 0 62 21/47 48 00.

Vorteile der Blutdruckselbstmessung

Mit der Entwicklung von messgenauen und leicht zu handhabenden elektronischen Geräten besteht heute die Möglichkeit, den Blutdruck zu Hause selbst zu messen. Wenn bei einmaligen oder gelegentlichen Blutdruckmessungen (z. B. in der Arztpraxis oder im Krankenhaus) zu hohe Blutdruckwerte ermittelt wurden, bedeutet dies nicht immer, dass eine Hochdruckkrankheit vorliegt. Wie bereits ausgeführt, können verschiedene Faktoren zu situativen Blutdrucksteigerungen führen. Will man nun feststellen, ob eine ständige Blutdrucksteigerung vorliegt oder ob grenzwertige Erhöhungen des Blutdrucks auch außerhalb der Klinik oder der ärztlichen Praxis nachweisbar sind, ist es sinnvoll, den Blutdruck zu Hause selbst zu messen. Dabei ist 2-mal täglich eine Blutdruckkontrolle (z. B. am Vormittag und am frühen Abend) zu empfehlen. Hierdurch kann z. B. festgestellt werden, ob die Blutdruckwerte immer nur dann erhöht sind, wenn sie durch eine Ärztin oder einen Arzt gemessen werden. In diesen Fällen spricht man von einem sog. Weißkittelhochdruck, der nach neueren Erkenntnissen häufig anzutreffen ist. In diesen Fällen sind zunächst in der Regel keine weiteren diagnostischen Maßnahmen und vor allem keine medikamentöse Behandlung erforderlich, sondern lediglich häufigere Blutdruckkontrollen, am besten durch Blutdruckselbstmessungen. Zur Überprüfung einer solchen Situation empfiehlt sich heute zusätzlich eine ambulante Blutdrucklangzeitmessung (Abb. 1.3., 1.4.). Menschen mit Weißkittelhochdruck müssen regelmäßig nachuntersucht werden, da bei ihnen in den folgenden Jahren häufiger ein manifester Hochdruck auftritt, der eine Behandlung notwendig macht.

Eine Selbstmessung des Blutdrucks ist auch dann empfehlenswert, wenn ein schwer einstellbarer Hochdruck besteht. Durch die Selbstmessung lässt sich der Erfolg jeder blutdrucksenkenden Maßnahme sowohl durch den Patienten selbst als auch durch den Arzt überwachen. Generell kann die Selbstmessung des Blutdrucks bei allen Formen des Hochdrucks zur Therapiekontrolle empfohlen werden. Dabei sollte optimalerweise die Blutdruckmessung morgens vor Tabletteneinnahme und am Nachmittag bzw. frühen Abend erfolgen, um Wirkdauer und Wirkstärke der verordneten blutdrucksenkenden Medikamente besonders gut beurteilen zu können.

Es hat sich gezeigt, dass durch die Blutdruckselbstmessung die Therapietreue der Patienten anhaltend hoch bleibt. Auf diese Weise sind dann auch die Therapiesicherheit und der therapeutische Nutzen der Behandlung recht groß.

4 Ursachen des Bluthochdrucks

Über 90% aller Hochdruckpatienten leiden an einer *essenziellen Hypertonie*. Sie ist anlagebedingt (Abb. 4.1.). Neben erblicher Veranlagung sind Ernährungseinflüsse mit und ohne Übergewicht, zu hohe Salzaufnahme sowie chronischer psychosozialer Stress wichtige Auslösungsfaktoren. Zur genetischen (erblich bedingten) Belastung ist bekannt, dass eine Hypertonie gehäuft bei Kindern von hochdruckkranken Eltern auftritt. Der genaue Erbgang ist nicht bekannt. Es wird vermutet, dass eine kleine Anzahl besonders wichtiger Gene für die Prädisposition (Anfälligkeit) zur Hochdruckentwicklung verantwortlich ist. Die genaue Zahl, Lokalisation und Funktion der Gene sind gegenwärtig Gegenstand intensiver Forschungsanstrengungen. Unter Zuhilfenahme moderner molekularbiologischer Methoden hofft man dabei, erblich belastete Merkmalträger in Zukunft schon vor dem Auftreten der Hochdruckkrankheit erkennen und somit rechtzeitig durch geeignete Präventionsmaßnahmen (Vorbeugemaßnahmen) schützen zu können.

Zu den am besten untersuchten äußeren Einflüssen, die die Entstehung des Hochdrucks begünstigen, gehören das Übergewicht, eine hohe Kochsalzaufnahme mit der Nahrung und ein übermäßiger Alkoholkonsum. Therapeutisch ist von großer Bedeutung, dass parallel zur Gewichtsabnahme der Blutdruck sinkt, unabhängig von der Natriumchlorid-(Kochsalz-)Zufuhr.

Eine erhöhte Kochsalzaufnahme hat vor allem bei sog. „kochsalzempfindlichen" Menschen einen ungünstigen Einfluss auf den Blutdruck. Die Bedeutung der Kochsalzzufuhr für die Entwicklung eines hohen Blutdrucks geht aus epidemiologischen Untersuchungen hervor. In Gesellschaften mit niedrigem Kochsalzverbrauch kommt Bluthochdruck praktisch nicht vor, ebenso wie ein Anstieg des Blutdrucks im Alter (Abb. 4.2.). Zu betonen ist, dass Natrium

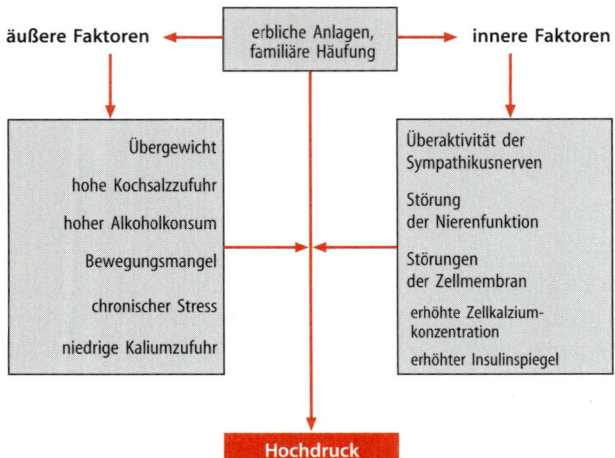

Abb. 4.1. Entstehungsursachen der essentiellen (primären) Hypertonie

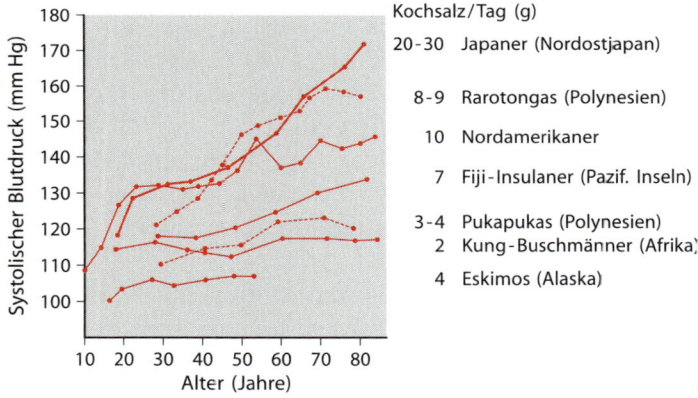

Abb. 4.2. Blutdruck in Abhängigkeit von Alter und Salzverbrauch bei verschiedenen Völkern

im Wesentlichen als Natriumchlorid, also Kochsalz, einen blutdrucksteigernden Effekt hat und nicht andere Natriumsalze. Auch Alkohol hat sowohl bei einmaligem als auch bei regelmäßigem Genuss einen blutdrucksteigernden Effekt, der dosisabhängig ist. Bis heute ist nicht entschieden, ob es im gesamten Bereich zwischen völliger Abstinenz und exzessivem Alkoholkonsum eine lineare

Beziehung zum Blutdruck gibt oder ob regelmäßiger Alkoholkonsum erst ab einer Schwellendosis den Blutdruck erhöht. Die Mehrzahl der Untersuchungen stimmt darin überein, dass es bei regelmäßigem Konsum von täglich mehr als 30 g Alkohol jeweils pro 10 g Alkohol zu einem Anstieg des systolischen Blutdrucks um 1–2 mmHg und des diastolischen Blutdrucks um 1 mmHg kommt. In einer deutschen Studie (MONICA-Augsburg-Projekt) lag bei Männern und Frauen (unter 55 Jahren) mit einem Alkoholkonsum von 40 g pro Tag der durchschnittliche Blutdruck um 7,5 mmHg höher als bei Personen ohne Alkoholkonsum; dabei mögen zusätzliche Faktoren (z. B. Potenzierung des Alkoholeffekts durch Rauchen) eine Rolle spielen. Der blutdrucksteigernde Effekt von Alkohol ist unabhängig von Begleitfaktoren wie Körpergewicht, körperlicher Aktivität, Rauchen und Kaffeegenuss. Vereinfachend kann man sagen, dass bei regelmäßiger Aufnahme von mehr als 30 g Alkohol pro Tag das Risiko einer Bluthochdruckkrankheit mit Blutdruckwerten von über 160/95 mmHg gegenüber Nichttrinkern auf das Doppelte ansteigt.

Ausführliche Diskussionen wurden über die Bedeutung sozialer Faktoren und „Stress" als Ursache des Hochdrucks geführt. Tierexperimentell ist der zentralnervöse Einfluss von Stress auf die Entwicklung eines Hochdrucks nachgewiesen. Trotz methodischer Probleme ist der hochdruckfördernde Einfluss von Stress auch beim Menschen anzunehmen. Jahrelanger Stress bzw. eine fehlerhafte Stressverarbeitung stellt ein Risiko für die Hochdruckentwicklung und Herz-Kreislauf-Krankheiten dar. Krankmachender Stress entsteht jedoch kaum durch einmalige schwere seelische Belastungen, viel eher durch ständig belastende körperliche oder seelische Überbeanspruchung. Dies sind z. B. die täglich einwirkenden kleinen Konfliktsituationen in Beruf oder Familie; besondere Bedeutung haben ständig unterdrückter Ärger, hohe Anforderungen mit geringer Belohnung und Benachteiligung in der beruflichen Tätigkeit. Dieser krankmachende Stress wird als Dysstress bezeichnet, in Abgrenzung zum Eustress, dem „guten" Stress, der für eine positive körperliche und seelische Spannung steht.

Bei Menschen, die vom ruhigen Leben auf dem Lande in das durch Zivilisationsstress geprägte Stadtleben umziehen, hat man ebenfalls einen Anstieg der Blutdruckwerte festgestellt. Auch die chronische Einwirkung von Lärm erhöht langfristig den Blutdruck.

Bei etwa 10% aller Hochdruckkranken findet sich als Ursache des Bluthochdrucks eine Organerkrankung. Man spricht dann von einer *sekundären arteriellen Hypertonie*. Bei der überwiegenden Zahl der sekundären Hochdruckerkrankungen ist ein Nierenleiden die Ursache. Hierzu zählen vor allem chronische Nierenentzündungen, Nierenschädigungen nach langdauernder Einnahme von Schmerzmitteln, angeborene Nierenleiden sowie Erkrankungen der Nierengefäße. Diese Erkrankungen bewirken eine Drosselung der Nierendurchblutung, die einen blutdrucksteigernden Mechanismus in Gang setzt. Hierbei ist die Abgabe von Renin, einem (indirekt) blutdrucksteigernden Wirkstoff, aus der befallenen Niere beteiligt. Die Aufdeckung einer Einengung der Nierengefäße als Ursache des Hochdrucks ist deshalb von besonderer Bedeutung, weil heute mit Hilfe von Gefäßkathetern häufig eine Aufweitung der Gefäßverengung (sog. Katheterdilatation) möglich ist und dadurch in einem Teil der Fälle eine Heilung oder zumindest eine Besserung des Bluthochdrucks erreicht werden kann. Bei dieser Maßnahme handelt es sich um ein relativ risikoarmes Verfahren, das auch bei älteren Menschen noch durchführbar ist. Bei Vorliegen einer einseitigen Schrumpfniere kann durch operative Entfernung der sehr kleinen geschrumpften Niere ebenfalls häufig der Hochdruck geheilt bzw. gebessert werden.

Zu seltenen Organursachen des Hochdrucks gehören auch Geschwülste (Tumoren) der Nebennieren, die fast immer gutartig sind. Die Nebennieren sind Drüsen von etwa Taubeneigröße, die oberhalb der beiden Nieren liegen und aus einem inneren Markanteil und einer äußeren Rindenzone bestehen. Die Nebennieren produzieren, bedarfsabhängig reguliert, verschiedene Wirkstoffe (Hormone), die an der Kreislaufregulation beteiligt sind. Das Mark produziert die stark blutdrucksteigernden Hormone Noradrenalin und Adrenalin (die sog. Katecholamine), die Rinde die indirekt blutdruckwirksamen Hormone Hydrokortison und Aldosteron. Geschwülste des Nebennierenmarks (Phäochromozytom) oder auch Geschwülste bzw. Vergrößerungen der Nebennierenrinde (z. B. Cushing- oder Conn-Syndrom) können durch eine abnorm vermehrte Absonderung dieser Wirkstoffe krankhafte Blutdrucksteigerungen hervorrufen. Auch die Hirnanhangdrüse (Hypophyse) kann tumorartig erkranken und durch Überproduktion von ACTH zu einer vermehrten Freisetzung von Kortisol aus der Nebennierenrinde und damit zum Hochdruck führen. Die Häufigkeit all dieser aufgeführten hormonal bedingten Hochdruckerkrankungen ist allerdings relativ gering. Die Aufdeckung einer solchen Hochdruckursache ist aber deshalb von großer Bedeutung, weil im Einzelfall durch operative Maßnahmen eine Heilung des Hochdrucks möglich ist.

In seltenen Fällen kann auch eine angeborene Verengung der Hauptschlagader (Aortenisthmusstenose) als Ursache des Bluthochdrucks existieren. Bei Vorliegen einer solchen Hochdruckursache sind aus Prognosegründen eine möglichst frühzeitige (im Kindes- bzw. Jugendalter) Aufdeckung und operative Behandlung erforderlich, um den sonst ungünstigen Verlauf zu vermeiden.

Nicht selten führt eine hormonelle Kontrazeption (Einnahme der Pille) zur Entwicklung eines Bluthochdrucks. Sofern frühzeitig erkannt, ist diese Hochdruckform bei Absetzen der „Pille" praktisch immer voll rückbildungsfähig (reversibel). Wenn der Blutdruck über längere Zeit erhöht ist, kommt es wie bei jeder anderen längerfristigen Erhöhung des Blutdrucks zu strukturellen Veränderungen der Gefäße. Diese Veränderungen sind, wenn überhaupt, nur über kurze Zeit (Monate) reversibel und können eine sogenannte „Pillen"-Hypertonie aufrechterhalten. Über die Ursache der „kontrazeptivainduzierten Hypertonie" ist wenig bekannt. Man weiß, dass über den Östrogenanteil dieser Medikamente eine vermehrte Bildung von blutdrucksteigernden Hormonen (Angiotensin II) auftritt. Zusätzlich führen diese Medikamente zu einer Kochsalzretention (vermehrte Ansammlung von Kochsalz im Körper infolge verminderter Kochsalzausscheidung durch die Nieren), was den Gefäßmuskel zusätzlich gegenüber blutdrucksteigernden Stoffen (Angiotensin II, Katecholamine) sensibilisiert. Das Hochdruckrisiko nimmt mit steigendem Gestagengehalt der „Pille" zu. Als generelle Empfehlung kann gelten, dass beim Auftreten erhöhter Blutdruckwerte unter Einnahme von Ovulationshemmern ein mehrmonatiges Aussetzen angezeigt ist. Sollte hierdurch bewiesen werden, dass die Ovulationshemmer die Blutdrucksteigerung verursacht haben, sind diese Medikamente nicht anwendbar, und es muss eine andere Form der Schwangerschaftsverhütung gewählt werden.

Schließlich kann auch durch den übermäßigen Genuss von Lakritze sowie in seltenen Fällen auch durch Medikamente, die zur Behandlung rheumatischer Erkrankungen (Antirheumatika) eingesetzt werden, eine Blutdrucksteigerung zu Stande kommen. Auch in diesen Fällen ist der hohe Blutdruck in der Regel rückbildungsfähig, wenn die auslösende Ursache beseitigt ist.

5 Häufigkeit, Folgen und Komplikationen des Bluthochdrucks

Erkrankungen des Herzens und des Gefäßsystems zählen heute noch vor den Krebserkrankungen zu den häufigsten Todesursachen. Der erhöhte Blutdruck ist dabei in fast allen Ländern der Erde diejenige Störung, von der die meisten Menschen befallen sind. Etwa 20% der Bevölkerung bis zum 50. Lebensjahr und etwa 30 bis 40% der Bevölkerung über dem 50. Lebensjahr leiden an einem zu hohen Blutdruck. Hoher Blutdruck ist einer der wichtigsten Risikofaktoren für die Entstehung der Arteriosklerose (Schlagaderverkalkung) und ihrer gefährlichen, oft tödlichen Folgen: Herzinfarkt, Herzmuskelschwäche, Schlaganfall und Nierenversagen. Hochdruck verkürzt daher die Lebenserwartung; 40% aller Menschen unter 65 Jahren sterben an den Folgen des Hochdrucks, 40% aller Fälle von Frühinvalidität sind durch Herz- und Kreislauferkrankungen bedingt, unter denen der Hochdruck ursächlich die führende Rolle spielt. Die Hochdruckkrankheit und ihre Komplikationen zählen somit zu den häufigsten Ursachen von Invalidität und Tod. Das Problem des hohen Blutdrucks besteht darin, dass es keine typischen Beschwerden gibt, die auf den Hochdruck hinweisen. So kann man sich jahrelang völlig wohl und beschwerdefrei fühlen, bis dann sozusagen aus heiterem Himmel das Herz seinen Dienst versagt, weil es möglicherweise über Jahre hinweg mit erhöhten Anstrengungen (erhöhtem Blutdruck!) gegen einen übermäßig hohen Widerstand in den Blutgefäßen ankämpfen musste – eine Schwerstarbeit, die früher oder später zu einer Herzmuskelschwäche oder zum Herzversagen führen muss.

Die Folgeerkrankungen des hohen Blutdrucks spielen sich vor allem an 3 Organgebieten ab: dem Herz, dem Gehirn und den Nieren. Wie kommt dies zu Stande?

Obwohl die Ursachen der Blutdruckerhöhung sehr komplex und nicht in jedem Fall definitiv festzulegen sind, wissen wir doch, dass die Engerstellung der kleinen Schlagadern (Arteriolen) in der Kreislaufperipherie mit nachfolgender Erhöhung des Gefäßwiderstands eine wesentliche Rolle dabei spielt. Um unter diesen Bedingungen die gleiche Menge Blut in der gleichen Zeit (z. B. 5 Liter pro Minute in Ruhe) durch den Kreislauf pumpen zu können, muss das Herz einen höheren Blutdruck auch in den großen Körperschlagadern (Arterien) aufbringen. Vergleichbar mit einem Autoreifen halten diese Gefäße aber nur einen bestimmten Druck ohne Schaden aus. Wird dieser Druck überschritten, kommt es zu einem Umbau in den Gefäßwänden. Dieser Prozeß heißt „Arteriosklerose" und spielt sich vor allem in den inneren Schichten der Arterienwände ab. Dabei kommt es durch kleine Zellverletzungen zu Einlagerungen von Cholesterin mit Umbau zu Bindegewebe und schließlich zu Einlagerungen von Kalk. Diese Einlagerungen können herdförmig oder durchgehend erfolgen. Zunehmende Gefäßveränderungen im Verlauf von einigen Jahrzehnten sind die Folge, unter Umständen verstärkt durch ein zusätzliches Blutgerinnsel (Thrombus) an der geschädigten Gefäßwand. Diese Gefäßveränderungen führen zu einer Drosselung der Durchblutung mit nachfolgenden Durchblutungsstörungen in den verschiedenen Organgebieten und schließlich zu einem Verschluss oder selten auch zu einer Zerreißung der arteriellen Gefäße.

Am Herz führt die Arteriosklerose zu Veränderungen der Herzkranzgefäße (sog. koronare Herzkrankheit), möglicherweise zum Verschluss eines Gefäßbezirks mit Auftreten eines Herzinfarkts. Verengungen allein können über den Sauerstoffmangel, vor allem unter Belastungen, zur Brustenge (Angina pectoris) führen. Andererseits reagiert das Herz auf die Druckbelastung mit einer Zunahme der Muskelmasse insbesondere im Bereich der linken Herzkammer (Linksherzhypertrophie). Dabei ist zu bedenken, dass die Bewältigung des erhöhten Drucks eine erhebliche Mehrbelastung des Herzmuskels bedeutet. Die Herzvergrößerung als Anpassungsreaktion wird auch beim Leistungssportler, z. B. beim Langstreckenläufer, beobachtet und ist hier Ausdruck einer erhöhten physischen Ausdauerleistung. Die Zunahme der Dicke der Wand der linken Herzkammer bei einem Hochdruckkranken ist damit jedoch nicht vergleichbar. Beim Hochdruckpatienten mit seinen Veränderungen an den großen und kleinen Herzarterien ist sie durch eine veränderte Architektonik der Muskelfasern und im späteren Stadium durch eine vermehrte Einlagerung von Bindegewebe gekennzeichnet. Überschreitet die Linksherzhypertrophie ein bestimmtes Maß, sind die optimale Blutversorgung und die Ernährung des Herzmuskelgewebes, vor allem bei körperlicher Belastung, nicht mehr in allen Abschnitten gewährleistet, da durch die veränderten und eingeengten Herzkranzgefäße die Durchblutungsgröße pro Gramm Herzgewebe abnimmt. Die Folgen sind eine Angina pectoris sowie eine Überdehnung der linken Herzkammer und der linken Vorkammer mit Auftreten von Zeichen einer Herzmuskelschwäche (Herzinsuffizienz) oder Auftreten von Herzrhythmusstörungen in Form von Extraschlägen (Extrasystolen) bzw. Vorhofflimmern.

Die *Arteriosklerose des Gehirns* ist die häufigste Alterserkrankung des Nervensystems. Sie kann zu zeitlich begrenzten oder andauernden Durchblutungsstörungen mit nachfolgender Hirnleistungsschwäche, Nachlassen des Gedächtnisses, Schlaflosigkeit, Schwindelerscheinungen und Kopfschmerz, später zum Auftreten von Verwirrtheitszuständen und Psychosen führen. Die vorübergehende Durchblutungsstörung (sog. transitorische ischämische Attacke) kann einen kurzen Bewusstseinsverlust mit Sprachstörungen und schlaffen Lähmungen bewirken. Die schwere und anhaltende Durchblutungsstörung des Gehirns wird Schlaganfall (Apoplex) genannt. Durch völlige Unterbrechung der Durchblutung eines Gefäßbezirks infolge Gefäßverschluss oder aber durch Einriss eines Gehirngefäßes mit nachfolgender Massenblutung in die Gehirnsubstanz kommt es zum bleibenden Ausfall größerer Hirnbezirke. Dies hat eine sofortige Bewusstseinsstörung zur Folge und führt zu Lähmungen der Körpermuskulatur und zu Sprachstörungen. Die Erkrankung ist in vielen Fällen innerhalb kurzer Zeit tödlich. Die Lähmungen können sich teilweise zurückbilden, aber es kommt nur selten zur völligen Normalisierung. Die Folge ist oft eine unterschiedlich ausgeprägte Pflegebedürftigkeit.

Die hochdruckbedingte *Arteriosklerose der Nieren* spielt sich meist in den größeren und mittleren Nierenarterien ab. Durchblutungsstörungen führen zur Verödung der harnbildenden Gefäßknäuel (Glomeruli) und zur narbigen Schrumpfung des Nierengewebes. Bei einer gutartigen Verlaufsform wird die Schrumpfung durch Größenzunahme nicht betroffener Glomeruli (es gibt etwa 2 Millionen) ausgeglichen. Klinisch zeigen sich eine leichte Eiweißausscheidung im Urin und eine geringe Erhöhung der Konzentration der harnpflichtigen Substanzen im Blut.

Die hochdruckbedingte Schrumpfniere setzt einen Mechanismus in Gang, bei dem es zur vermehrten Freisetzung (Renin) und Bildung (Angiotensin II) blutdrucksteigernder Hormone kommt, was zu einer weiteren Blutdrucksteigerung führen kann. Der auf diese Weise ausgelöste Bluthochdruck kann sich verselbstständigen, letztlich resultiert hieraus schließlich ein Nierenversagen. Die sog. bösartige (maligne) Hochdruckverlaufsform ist Folge eines ungewöhnlich schnell voranschreitenden Hochdrucks mit rasch fortschreitendem Nierenversagen (Niereninsuffizienz).

Eine weitere Folgeerkrankung des hohen Blutdrucks und der sich daraus entwickelnden Arteriosklerose ist eine Aufweitung der Hauptschlagader (Aorta). Diese findet sich besonders im Brust- und Bauchbereich und wird als Aortenaneurysma bezeichnet. Durch die Überdehnung kann die Innenschicht des Gefäßrohrs plötzlich einreißen (Aneurysma dissecans), was zu gefährlichen Komplikationen (Verlegung der abgehenden Arterien) führt und mit starken Schmerzen verbunden ist. Auch kann ein solches Aneurysma platzen (inneres Verbluten). Durch rechtzeitige Operation lässt sich die Gefahr beseitigen.

6 Was kann man selbst gegen den Bluthochdruck tun? (Regeln der Ernährung und der Lebensweise)

Hoher Blutdruck (arterielle Hypertonie) macht in der Regel eine lebenslange Behandlung erforderlich. Bluthochdruck ist neben Rauchen, erhöhten Blutfettwerten (Hypercholesterinämie) und Zuckerkrankheit (Diabetes mellitus) einer der wichtigsten Risikofaktoren für eine vorzeitige Gefäßverkalkung (Arteriosklerose) und die Entwicklung einer Herzmuskelschwäche (Herzinsuffizienz). Ziel der blutdrucksenkenden Behandlung muss deshalb eine Normalisierung des Blutdrucks (Senkung unter 130 mmHg systolisch und unter 85 mmHg diastolisch) möglichst vor Auftreten von Folgeschäden an den Organen sein. Es sei in diesem Zusammenhang auf die Ausführungen und Tabellen des Kapitels 1 verwiesen („Der normale und der erhöhte Blutdruck"). Die Behandlungsmöglichkeiten umfassen *Allgemeinmaßnahmen* (richtige Ernährung, richtige Lebensführung) und gegebenenfalls die zusätzliche Einnahme von blutdrucksenkenden Medikamenten. Ernährung und Lebensführung sind die Grundlage jeder Hochdruckbehandlung und ergänzen somit die medikamentöse Therapie. Sie verringern die Zahl der einzunehmenden Tabletten und deren mögliche Nebenwirkungen, können bei konsequenter Durchführung Medikamente manchmal sogar überflüssig machen und außerdem weitere Risikofaktoren, wie erhöhte Blutfette und die Zuckerkrankheit, zusätzlich günstig beeinflussen. Die wichtigsten Regeln der Ernährung und Lebensweise bei Bluthochdruck werden im Folgenden dargestellt. Diese Empfehlungen gehen von der bekannten Tatsache aus, dass viele Menschen zu viel, zu fett, zu süß und zu salzig essen. Viele Hochdruckpatienten sind übergewichtig und haben gleichzeitig erhöhte Blutfettwerte, einen gestörten Zuckerstoffwechsel und zuviel Harnsäure im Blut (sog. metabolisches

Syndrom). Außerdem muss mit Nachdruck darauf hingewiesen werden, dass gesunde Ernährung und Medikamente bei hohem Blutdruck nur dann voll wirksam sind, wenn man das Rauchen einstellt bzw. Nichtraucher bleibt.

Übergewicht begünstigt die Entstehung und Aufrechterhaltung eines Bluthochdrucks. Bei übergewichtigen Hochdruckkranken führt eine Verminderung des Gewichts in der Regel zu einer deutlichen Abnahme des Bluthochdrucks oder sogar zur Blutdrucknormalisierung. Die Abnahme von 1 kg bei Übergewicht kann den Blutdruck um bis zu 4 mmHg systolisch bzw. um bis zu 2 mmHg diastolisch senken. Eine Normalisierung des Körpergewichts (das Normalgewicht in Kilogramm errechnet sich nach Broca aus Körperlänge in cm minus 100) kann dazu führen, dass die Zahl der einzunehmenden blutdrucksenkenden Medikamente vermindert wird oder diese sogar ganz abgesetzt werden können.

Neuerdings erfolgt die Angabe des Übergewichtes bzw. die Klassifizierung der Fettsucht (Adipositas) als Body-mass-Index (BMI):

$BMI = kg/m^2$, d.h. Körpergewicht dividiert durch Körpergröße zum Quadrat.

■ Normalgewicht: BMI 19–25 kg/m^2

Übergewicht: BMI 25–30 kg/m^2

Adipositas: BMI >30 kg/m^2

Die richtige Ernährung ist eine kalorienbeschränkte Mischkost. Für die Mehrzahl der Menschen (mit nur leichter körperlicher Belastung) bedeutet das eine tägliche Kalorienaufnahme von 1000 bis 1500 kcal (Tabelle 6.1.). Die Gesamtfettzufuhr sollte pro Tag unter 70–80 g liegen, und zwar sollte die Hälfte davon als hochwertige Pflanzenfette bzw. Pflanzenöle vorliegen, welche viel ungesättigte Fettsäuren enthalten. Tierische Fette enthalten viele gesättigte Fettsäuren, die die Blutfette ungünstig beeinflussen.

Sehr gesund sind 1–2 Seefischmahlzeiten pro Woche (viel Omega-3-Fettsäuren!). Tabelle 6.2. informiert über den Kaloriengehalt der gängigen Nahrungsmittel und erlaubt so eine gute Abschätzung für die individuelle Kalorienzufuhr.

Tabelle 6.1. Täglicher Energiebedarf in kcal

■ Bei leichter körperlicher Arbeit:	Normalgewicht in kg×30
■ Bei mittlerer körperlicher Arbeit:	Normalgewicht in kg×35
■ Bei schwerer körperlicher Arbeit:	Normalgewicht in kg×45–55

Normalgewicht (nach Broca):　　　Körperlänge (in cm) minus 100

Kalorienberechnung zur Gewichtsabnahme (Beispiel):

Normalgewicht 70 kg×30 = 2100 kcal – 600 kcal = 1500 kcal

Energiewerte:

1 g Kohlenhydrate liefert　4 kcal

1 g Fett　　　　liefert　9 kcal

1 g Eiweiß　　　liefert　4 kcal

1 g Alkohol　　　liefert　7 kcal

Wichtig ist es, die tägliche *Kochsalzzufuhr* einzuschränken (die tägliche Kochsalzmenge sollte nicht über 5–6 g liegen). Das erscheint im Vergleich zu den üblichen Essgewohnheiten (der Mitteleuropäer nimmt durchschnittlich 10–12 g Kochsalz pro Tag zu sich) wenig, ist aber durchaus ohne Geschmackseinbuße realisierbar. Der Körper benötigt weniger als 2–3 g Kochsalz pro Tag, sodass 5–6 g Kochsalz auch für Menschen mit normalem Blutdruck mehr als ausreichend sind. Je weniger Kochsalz aufgenommen wird, desto günstiger ist dies für den erhöhten Blutdruck. Zum Erreichen dieses Zieles lassen sich folgende Empfehlungen geben:

■ Möglichst kein oder nur sehr wenig Kochsalz im Haushalt verwenden (Kochsalz ist eine Zusammensetzung aus Natrium [Na^+] und Chlorid [Cl]). Das bedeutet, sehr sparsam und nur gelegentlich Kochsalz verwenden, keinen Salzstreuer bei Tisch und salzhaltige Würzmittel vermeiden. Nicht salzen, sondern würzen (Pfeffer, Paprika, Zwiebeln, Knoblauch, frische, getrocknete oder tiefgefrorene Kräuter).

■ Da das NaCl in diesem Zusammenhang entscheidend ist, sollte zweckmäßigerweise bei den Lebensmitteln auf den Natriumgehalt und bei den Mineralwässern auf den Chloridgehalt geachtet werden. Vermeidung von Lebensmitteln mit hohem Natriumgehalt (über 400 mg Natrium pro 100 g Lebensmittel) und bevorzugter

Tabelle 6.2. Kaloriengehalt gängiger Lebensmittel

100 Kalorien* entsprechen:		
	A	
1 Stückchen	Aal, geräuchert	30 g
2 Scheiben	Ananas, frisch	320 g
1 großer	Apfel	200 g
1 Tasse	Apfelmus, Dose	130 g
1 Glas	Apfelsaft	220 ml
1 mittelgroße	Apfelsine	320 g
6	Aprikosen	250 g
6	Aprikosen, getrocknet	40 g
	B	
1	Banane	180 g
1 Glas	Bier	200 ml
1 Glas	Bier, Malz-	200 ml
1	Birne	200 g
1/4	Bratwurst	40 g
	Brie (50% Fett)	30 g
1	Brötchen	40 g
14 Esslöffel	Brombeeren	240 g
1 Scheibe	Brot, Grau-	50 g
1 Scheibe	Brot, Pumpernickel	50 g
1 Scheibe	Brot, Roggenvollkorn-	50 g
2 Scheiben	Brot, Toast-	40 g
2 Scheiben	Brot, Weiß-	40 g
2 Esslöffel	Buchweizen	30 g
	Bückling	40 g
1 Stich	Butter	15 g
1 großes Glas	Buttermilch	250 ml

* Bei Obst sind jeweils Mengen mit Stein, Kern bzw. Schale angegeben. Beim Käse ist der Fettgehalt „in der Trockenmasse" angegeben.
Die Grammangaben für 100 Kalorien wurden gerundet.

Tabelle 6.2 (Fortsetzung)

100 Kalorien entsprechen:

	C	
	Camembert (30% Fett)	50 g
	Camembert (50% Fett)	30 g
2 Scheiben	Corned beef, deutsch	70 g
6 Esslöffel	Cornflakes	30 g
1 Esslöffel	Crème fraîche (40% Fett)	30 g
	D	
2	Datteln, getrocknet	40 g
1 Stich	Diätmargarine	15 g
2 Kaffeelöffel	Diätöl	10 ml
2 Kaffeelöffel	Distelöl	10 ml
	Dorschfilet	120 g
	E	
1 Scheibe	Edamer (45% Fett)	30 g
1 großes	Ei	70 g
1 Gläschen	Eierlikör	40 ml
1½	Eigelb	30 g
5	Eiklar	180 g
	Eisbein ohne Schwarte	50 g
1 Scheibe	Emmentaler (45% Fett)	30 g
	Erbsen, getrocknet	30 g
20	Erdbeeren	300 g
1 Esslöffel	Erdnüsse	20 g
8	Esskastanien	50 g

Tabelle 6.2 (Fortsetzung)

100 Kalorien entsprechen:		
	F	
	Fasanfleisch	60 g
2 Scheiben	Filet, Kalbs-	100 g
1 Scheibe	Filet, Rinder-	80 g
1 Scheibe	Filet, Schweine-	60 g
	Fischfilet, paniert	60 g
	Fischfilet, Rotbarsch	90 g
	Fischfilet, Schellfisch	130 g
	Fischfilet, Seelachs	120 g
2	Fischstäbchen	60 g
	Fleischkäse	30 g
1 Scheibe	Fleischwurst	30 g
1 kleine	Forelle	180 g
1	Frankfurter Würstchen	40 g
1/3	Frikadelle	50 g
1 Esslöffel	Frischkäse, Doppelrahm-	30 g
1/2 Becher	Frischkäse, körnig (20% Fett)	100 g
1 Stich	Fritierfett	10 g
1 Esslöffel	Fruchtzucker	25 g
1/2 Tasse	Früchtemüsli	30 g
1 Scheibe	Frühstücksfleisch	30 g
	G	
	Garnelen, ausgelöst	110 g
1 Scheibe	Gelbwurst	30 g
	Gorgonzola	30 g
1 Scheibe	Gouda (45% Fett)	30 g
1 Scheibe	Graubrot	50 g
2 Esslöffel	Graupen	30 g
2 Esslöffel	Gries	30 g
2/3 Teller	Gulaschsuppe	170 ml

Tabelle 6.2 (Fortsetzung)

100 Kalorien entsprechen:		
	H	
1 Esslöffel	Hackfleisch, gemischt	40 g
3 Esslöffel	Haferflocken	30 g
2 Stiche	Halbfettmargarine (40% Fett)	30 g
1/3	Hamburger	40 g
	Harzer Käse	70 g
15	Haselnüsse	15 g
	Hasenfleisch	80 g
	Hefeteig	30 g
14 Esslöffel	Heidelbeeren	280 g
1 Stückchen	Heilbutt, geräuchert	40 g
	Hering, Brat-	50 g
	Hering, Bismarck-	50 g
	Hering, Matjes-	40 g
	Hering in Tomatensoße	50 g
15 Esslöffel	Himbeeren	280 g
2 Esslöffel	Hirse	30 g
1/3	Honigmelone	250 g
1/2 Becher	Hüttenkäse	100 g
	Huhn, Brat-	70 g
	Huhn, Keule, Brust	90 g
	J	
1 Scheibe	Jagdwurst	30 g
2 kleine Becher	Joghurt, mager	250 g
1 Becher	Joghurt (3,5% Fett)	140 g
14 Esslöffel	Johannisbeeren, rot	290 g
10 Esslöffel	Johannisbeeren, schwarz	220 g

Tabelle 6.2 (Fortsetzung)

100 Kalorien entsprechen:		
	K	
	Kabeljau	120 g
	Käse, Brie (50% Fett)	30 g
1 Scheibe	Käse, Butter- (50% Fett)	30 g
1 Scheibe	Käse, Chester- (50% Fett)	25 g
1 Scheibe	Käse, Edamer (45% Fett)	30 g
	Käse, Edelpilz- (50% Fett)	30 g
1 Scheibe	Käse, Emmentaler (45% Fett)	30 g
	Käse, Gorgonzola (45% Fett)	30 g
1 Scheibe	Käse, Gouda (45% Fett)	30 g
	Käse, Harzer (10% Fett)	70 g
	Käse, Koch- (10% Fett)	70 g
	Käse, Limburger (20% Fett)	50 g
	Käse, Limburger (40% Fett)	40 g
	Käse, Romadur (20% Fett)	50 g
	Käse, Roquefort	30 g
	Käse, Schmelz- (20–30% Fett)	50 g
	Käse, Schmelz- (45–60% Fett)	30 g
1 Scheibe	Käse, Tilsiter (45% Fett)	30 g
	Kalbshaxe	100 g
	Kaninchenfleisch	60 g
	Karpfenfilet	80 g
2	Kartoffeln	180 g
3 Esslöffel	Kartoffeln, Brat-	100 g
20	Kartoffelchips	20 g
1	Kartoffelknödel	90 g
5 Esslöffel	Kartoffelpüree, zubereitet	200 g
1/2	Kartoffelpuffer	40 g
	Kasseler Kotelett	40 g
3 Esslöffel	Ketchup	90 g

Tabelle 6.2 (Fortsetzung)

100 Kalorien entsprechen:

	Keule, Hammel-	40 g
	Keule, Rinder-	70 g
	Keule, Schweine-	40 g
15	Kirschen	180 g
1 Gläschen	Kirschwasser	30 ml
2 mittelgroße	Kiwi	200 g
ca. 3 Scheiben	Knäckebrot	30 g
1	Knödel, Kartoffel-	90 g
1	Knödel, Semmel-	80 g
	Knödelpulver	30 g
	Kochkäse (10% Fett)	70 g
	Kochwurst	30 g
1	Königsberger Klops	60 g
1 Stich	Kokosfett	10 g
	Kokosnuss	30 g
5 Esslöffel	Kondensmilch (7,5% Fett)	80 ml
4 Esslöffel	Kondensmilch (10% Fett)	60 ml
	Kotelett, Schwein	30 g
	Krabben, ausgelöst	100 g
5	Kräcker	20 g
3	Kroketten, fritiert	50 g
	L	
2 Scheiben	Lachs, geräuchert	60 g
3 Scheiben	Lachsschinken	70 g
	Lammbrust	30 g
	Lammkeule	50 g
	Lammrücken	40 g
	Lasagne	80 g
	Leber	80 g

Tabelle 6.2 (Fortsetzung)

100 Kalorien entsprechen:		
	Leberkäse	30 g
1	Leberknödel	40 g
	Leberpastete	30 g
	Leberwurst	20 g
2 Kaffeelöffel	Leinöl	10 ml
	Lende, Schwein	60 g
	Limburger (20% Fett)	50 g
	Limburger (40% Fett)	40 g
3 Esslöffel	Linsen, getrocknet	30 g
1/2 Teller	Linseneintopf mit Speck	100 g
1 Scheibe	Lyoner Wurst	30 g
	M	
1 großes Glas	Magermilch	280 ml
1 Tasse	Maiskörner, frisch	120 g
2 Kaffeelöffel	Maiskeimöl	10 ml
	Makrele, frisch	60 g
	Makrele, geräuchert	40 g
1 Glas	Malzbier	200 ml
4	Mandarinen	340 g
10	Mandeln	15 g
1 Stich	Margarine	15 g
1 Stich	Margarine, Diät-	15 g
2 Stiche	Margarine, Halbfett- (40% Fett)	30 g
	Matjesfilet	40 g
1	Maultasche	130 g
1 Esslöffel	Mayonnaise (50% Fett)	20 g
1 Kaffeelöffel	Mayonnaise (80% Fett)	15 g
2 Esslöffel	Mehl	30 g
1 Esslöffel	Mett	20 g

Tabelle 6.2 (Fortsetzung)

100 Kalorien entsprechen:		
	Mettwurst	20 g
	Miesmuscheln, ausgelöst	180 g
1 Glas	Milch (1,5% Fett)	200 ml
1 kleines Glas	Milch (3,5% Fett)	150 ml
5 Esslöffel	Milch, Kondens- (7,5% Fett)	80 ml
4 Esslöffel	Milch, Kondens- (10% Fett)	60 ml
7	Mirabellen	160 g
1 Scheibe	Mortadellawurst	30 g
1/2 Tasse	Müsli, Früchte-	30 g
	Munsterkäse (40% Fett)	30 g
	Muscheln, Mies-; ausgelöst	180 g
	N	
	Nudeln, roh	30 g
	Nudeln, gekocht	90 g
	Nüsse	15 g
	O	
2/3 Teller	Ochsenschwanzsuppe	200 ml
2 Kaffeelöffel	Öl	10 ml
15	Oliven, grün	80 g
2 Kaffeelöffel	Olivenöl	10 g
1 mittelgroße	Orange	320 g
1 Glas	Orangensaft	200 ml
	P	
1	Pampelmuse	400 g
3	Paranüsse	15 g
1 Esslöffel	Parmesankäse	25 g
2 mittelgroße	Pfirsiche	260 g

Tabelle 6.2 (Fortsetzung)

100 Kalorien entsprechen:		
10	Pflaumen	220 g
	Pflaumen, getrocknet	40 g
	Pistazien	20 g
	Pizza, einfach	50 g
1 dünne Scheibe	Plockwurst	20 g
	Pommes frites	40 g
1 Scheibe	Pumpernickel	50 g
	Putenfleisch, Brust und Keule	90 g
	Q	
	Quark, mager	140 g
	Quark (10% Fett)	120 g
	Quark (20% Fett)	90 g
	Quark (40% Fett)	60 g
	Quitten	250 g
	R	
	Rahmspinat	140 g
	Rehkeule	100 g
2 Esslöffel	Reis, roh	30 g
5 Esslöffel	Reis, gekocht	90 g
1 Esslöffel	Remoulade (50% Fett)	20 g
1/2 Scheibe	Rinderbraten	50 g
1 Scheibe	Rinderfilet	80 g
2 Scheiben	Roastbeef	50 g
1 Scheibe	Roggenvollkornbrot	50 g
	Rollmops	50 g
	Romadur (20% Fett)	50 g
	Roquefort	30 g
1/4	Rostbratwurst	30 g

Tabelle 6.2 (Fortsetzung)

100 Kalorien entsprechen:		
	Rotbarschfilet	90 g
	Rotbarschfilet, paniert	60 g
1 Glas	Rotwein	130 ml
1 Scheibe	Rotwurst	30 g
1 doppelter	Rum	40 ml
	Rumpsteak	40 g
	S	
1/2 Becher	Sahne, saure	90 g
2 Esslöffel	Sahne, Schlag- (30% Fett)	30 ml
1 Scheibe	Salami	20 g
15	Salzstangen	30 g
	Sardellen, gesalzen	30 g
	Sardinen in Öl	40 g
	Schafskäse (40% Fett)	40 g
	Schellfisch, Filet	130 g
	Schichtkäse (40% Fett)	70 g
	Schillerlocken	30 g
1 Scheibe	Schinken, gekocht	50 g
3 Scheiben	Schinken, Lachs-	70 g
1 Scheibe	Schinken, roh	30 g
1 dünne Scheibe	Schinkenspeck	20 g
2 Esslöffel	Schlagsahne (30% Fett)	30 ml
1 Stich	Schmalz	10 g
	Schmalzfleisch	20 g
1 Esslöffel	Schmand (24% Fett)	40 g
	Schmelzkäse (20–30% Fett)	50 g
	Schmelzkäse (45–60% Fett)	30 g
	Scholle mit Gräten	220 g

Tabelle 6.2 (Fortsetzung)

100 Kalorien entsprechen:		
	Schweinebauch	20 g
	Schweinfleisch, mager	60 g
	Schweinshaxe, ohne Schwarte	50 g
	Seelachsfilet	120 g
1 Glas	Sekt, deutscher	120 ml
1	Semmelknödel	80 g
2 Kaffeelöffel	Sonnenblumenöl	10 ml
	Speck	20 g
12 Esslöffel	Stachelbeeren	260 g
2/3 Teller	Suppe, Gulasch-; Dose	170 ml
2/3 Teller	Suppe, serbische Bohnensuppe	200 ml
	T	
2 Esslöffel	Tatar	80 g
	Teewurst	20 g
	Teigwaren, roh	30 g
	Teigwaren, gekocht	90 g
	Thunfisch in Öl	30 g
1 Scheibe	Tilsiter (40% Fett)	30 g
2 Scheiben	Toastbrot	40 g
1 Teller	Tomatencremesuppe	280 ml
3 Esslöffel	Tomatenketchup	90 g
25	Trauben	140 g
	Truthahnfleisch, Brust und Keule	90 g
	V	
1 Scheibe	Vollkornbrot	50 g

Tabelle 6.2 (Fortsetzung)

100 Kalorien entsprechen:		
	W	
4	Wallnüsse	15 g
	Wassermelone	500 g
1 Glas	Wein, Rot-	130 ml
1 Glas	Wein, Weiß-	130 ml
1 Glas	Weinbrand	40 ml
25	Weintrauben	140 g
2 Scheiben	Weißbrot	40 g
1 Glas	Weißwein	130 ml
1/4	Weißwurst	30 g
	Whiskey	30 ml
1	Würstchen, Frankfurter	40 g
1	Würstchen, Wiener	40 g
1/4	Wurst, Brat-	30 g
1 Scheibe	Wurst, Fleisch-	30 g
1 Scheibe	Wurst, Gelb-	30 g
	Wurst, Leber-	20 g
1 Scheibe	Wurst, Lyoner	30 g
	Wurst, Mett-	20 g
1 Scheibe	Wurst, Mortadella	30 g
1 Scheibe	Wurst, Plock-	20 g
	Wurst, Streichmett-	20 g
	Wurst, Tee-	20 g
1/4	Wurst, Weiß-	30 g

Tabelle 6.2 (Fortsetzung)

100 Kalorien entsprechen:		
	Z	
	Zuckermais, Körner	120 g
	Zunge, Kalbs-	80 g
	Zunge, Rinder-	50 g
	Zunge, Schweine-	40 g
10	Zwetschgen	220 g
3	Zwieback	30 g
	Zwiebelkuchen	40 g

Entnommen aus:
- Souci, S.W., Fachmann, W., Kraut, H. (1994): Die Zusammensetzung der Lebensmittel. Nährwert-Tabellen 1989/90, 4. Auflage, Wiss. Verlagsgesellschaft mbH, Stuttgart.
- Elmadfa, I., Aign, W., Muskat, E., Fritzsche, D., Cremer, H.D.: Die große GU-Nährwert-Tabelle, Neuausgabe 1994/95, Gräfe und Unzer, München.
- Nestlé Deutschland AG: Kalorien mundgerecht, 9. korr. Auflage 1995, Umschau-Verlag Frankfurt/Main.

Genuss von Mineralwasser mit niedrigem Chloridgehalt (unter 300 mg pro Liter).

Der *Kochsalzgehalt* in Lebensmitteln und Mineralwässern lässt sich nach folgender Formel aus dem Natriumgehalt errechnen:
■ Natriumgehalt × 2,5 = Kochsalzgehalt;

Umrechnung von g in mmol:
■ 1 g NaCl = 17 mmol NaCl.

Eine Empfehlung zur Kochsalzeinschränkung auf etwa 5 g NaCl pro Tag entspricht daher etwa einer Kochsalzaufnahme von rund 100 mmol pro Tag.

Tabelle 6.3. gibt eine Übersicht über Lebensmittel mit niedrigem, mittlerem und hohem Natriumgehalt. Mineralwässer können sehr unterschiedliche Natriumgehalte aufweisen. Laut Mineral- und Tafelwasserverordnung darf ein Mineralwasser als natriumarm bezeichnet werden, wenn der Natriumgehalt unter 20 mg pro

Tabelle 6.3. Übersicht über Lebensmittel mit niedrigem, mittlerem und hohem Natriumgehalt

Lebensmittel mit niedrigem Natriumgehalt

bis 120 mg Natrium/100 g Lebensmittel
(bis 0,3 g Kochsalz/100 g Lebensmittel)

Milch, Joghurt, Quark, Ei

Frisches Fleisch, Geflügel, Wild

Frischer Fisch

Nudeln, Reis, Getreideflocken

Kartoffeln

Frisches und tiefgekühltes Gemüse

Obst

Natriumarmes Brot

Natriumarmer Käse

Natriumarme Wurstwaren, u.a. Bratenaufschnitt

Natriumarme Gemüsekonserven

Natriumarmes Sauerkraut

Natriumarmes Diätsalz

Natriumarme Würzmittel

Natriumarmes Suppen- und Soßenpulver

Natriumarmer Senf, Ketchup

Alle streng natriumarmen = streng kochsalzarmen Lebensmittel laut Diätverordnung

Mineralwasser unter 100 mg Natrium/kg

Tabelle 6.3 (Fortsetzung)

Lebensmittel mit mittlerem Natriumgehalt

bis 400 mg Natrium/100 g Lebensmittel
(bis 1 g Kochsalz/100 g Lebensmittel)

Frischkäse

Schalen- und Krustentiere

Geräucherte Heringe (Bücklinge)

Geräucherte Makrelen

Zwieback

Kuchen, Gebäck

Roggenmischbrot

Weizenbrot

Gemüsekonserven

Gemüsesäfte

Lebensmittel mit hohem Natriumgehalt

über 400 mg Natrium/100 g Lebensmittel
(über 1 g Kochsalz/100 g Lebensmittel)

Folgende Lebensmittel sind in der Regel nicht geeignet:

Salz- und Laugengebäck, Salzstangen, Cracker, Chips, süßes Kleingebäck

Käse (Schmelz-, Blauschimmel-, Sauermilch-, Münster-, Limburger und Schnittkäse)

Wurstwaren (besonders Dauerwurstwaren)

Schinken roh oder gekocht, geräucherter Speck

Bündner Fleisch

Salzheringe, Matjes

Fischkonserven (besonders Anchovis)

Sauerkraut, Salzgurken, Oliven, Kapern

Eingelegtes Essiggemüse jeder Art

Ketchup, Senf, fertige Salatsoßen

Fertiggerichte (Dosen, Tiefkühlkost)

Salz, Meersalz, Kräutersalze, Jodsalz

Natriumglutamat, Gomasio

Würzmittel: Fertigprodukte, wie sie in Gläsern, Beuteln, Tuben, Dosen angeboten werden (z. B. Streuwürze, Brüh- und Suppenwürfel)

Liter beträgt. Allerdings kommt ein großer Teil des Natriums in Mineralwasser als Carbonat vor (z.B. $NaHCO_3$), das keinen Einfluss auf den Blutdruck hat. Daher ist im Mineralwasser eher das Chlorid für den Kochsalzgehalt entscheidend. Der NaCl-Gehalt im Mineralwasser lässt sich nach folgender Formel bestimmen:

Chloridgehalt $\times$ 1,66 = Kochsalzgehalt.

■ **Kaliumreiche Kost** kann zur Blutdrucksenkung beitragen. Kalium ist ausreichend in pflanzlichen Lebensmitteln enthalten, eine kaliumreiche Ernährung ist zu erreichen durch bevorzugte Verwendung und schonende Zubereitung von Kartoffeln, Gemüse, Obst und Vollkornprodukten. Eine zusätzliche Kaliumeinahme ist meist nicht erforderlich, bei gestörter Nierenfunktion kann sie sogar schädlich sein. Gartechniken, die das Kalium in der Nahrung erhalten und gleichzeitig die Fettzufuhr verringern, sind Dünsten mit wenig Wasser oder Fett, Dämpfen, Garen in Alu- und Schlauchfolie, in kunststoffbeschichteter Pfanne, im Tontopf, im Mikrowellengerät oder Grillen.

Dem Hochdruckpatienten muss zu einer deutlichen Einschränkung des Alkoholkonsums geraten werden, für den Mann wenigstens unter 30 g und für die Frau wenigstens unter 20 g pro Tag, eine normale Leberfunktion vorausgesetzt.

Wichtig ist vor allem, dass auch leichter **Alkoholgenuss** nicht regelmäßig, sondern nur gelegentlich erfolgen sollte. Die 2-Gläser-Regel (erlaubt sind pro Tag 2 Gläser Bier, Wein oder hochprozentige Alkoholika) gibt nur einen sehr groben Hinweis auf die erlaubte Alkoholmenge, da die Größe von Wein- und Biergläsern und der Alkoholgehalt der einzelnen Alkoholikagruppen sehr unterschiedlich sein können (Tabelle 6.4.). Um die Menge von 30 g Alkohol nicht zu überschreiten, muss der Konsum beschränkt werden auf z.B. 2 Gläser Bier (Alkoholgehalt ca. 4–5%) à 300 ml oder 2 Gläser Wein (Alkoholgehalt ca. 9–12%) à 150 ml oder 3 Gläschen Likör (Alkoholgehalt ca. 30–45%) à 20 ml.

Der Hochdruckkranke sollte wissen, dass es heute sehr gut schmeckendes alkoholreduziertes Bier (Leichtbiere) und alkoholfreies Bier gibt. Bier mit einem Alkoholgehalt unter 0,5% darf als alkoholfrei bezeichnet werden, da es zu keinem nennenswerten Anstieg des Alkoholgehalts im Blut führt. Bei Alkoholabhängigkeit

Tabelle 6.4. Alkoholgehalt von Getränken

Getränk	Alkoholgehalt	
	in Vol%	in g/100 ml
Alkoholfreies Bier	unter 0	unter 0,4
Leichtbier	2–3	1,5–2,5
Altbier	3,5–5	3–4
Bier, hell, Export	3,5–5	3–4
Starkbier	5–8	4–6
Apfelwein	5	4
Rotwein	9–12	7–9
Weißwein	10–12	8–9
Sekt	10–12	8–9
Dessertwein	16–18	13–14
Liköre	30–40	24–31
Korn	31–35	25–28
Schnaps (Geist, Weinbrand)	38–45	30–36
Cognac	40	31
Rum	45–55	36–43

ist striktes Alkoholverbot notwendig. Alkoholverbot gilt insbesondere für den Hochdruckpatienten während des Führens eines Kraftfahrzeugs, da eine Reihe blutdrucksenkender Medikamente die Wirkung von Alkohol verstärken können.

Rauchen gehört neben hohem Blutdruck und erhöhten Cholesterinwerten zu den wichtigsten Risikofaktoren für das Auftreten von Gefäßerkrankungen. **Rauchen** begünstigt in Verbindung mit hohem Blutdruck die Entwicklung eines Herzinfarkts, eines Schlaganfalls oder einer Bewegungseinschränkung in Form von sog. Raucherbeinen. Deshalb sollte man das Rauchen, insbesondere das Zigarettenrauchen, ganz unterlassen. Nikotin ist ein starkes Gift für die Blutgefäße, deshalb kann die Forderung nur heißen: nicht nur Einschränkung oder „Umsteigen von Zigarette auf Pfeife oder Zigarre", sondern generell aufhören mit dem Rauchen. **Kaf-**

fee bzw. schwarzer Tee sind bei Bluthochdruck in Maßen (5 bis 6 normale Tassen pro Tag; normal = 100 mg Koffein/Tasse) erlaubt.

■ **Sport und körperliche Aktivität** gehören seit jeher zu den Empfehlungen, die man dem Hochdruckkranken im Rahmen der allgemeinen Behandlungsmaßnahmen gibt. Es gibt zahlreiche Hinweise dafür, dass körperliche Betätigung bzw. Sport zu einer Lebensverlängerung des Hochdruckkranken führen kann. Es kann weiterhin davon ausgegangen werden, dass regelmäßiges körperliches Training das individuelle Risikofaktorenprofil günstig beeinflusst. Die allgemeine Erfahrung zeigt: Regelmäßige körperliche Aktivität führt oft zu einer allgemeinen Änderung der Lebensgewohnheiten. Man hört auf mit dem Rauchen, trinkt weniger Alkohol und nimmt ab. Die positiven Effekte regelmäßiger sportlicher Aktivität (Ausdauertraining) bei Bluthochdruck sollten deshalb in vernünftiger Weise genutzt werden. Die Voraussetzungen für die Durchführung körperlichen Trainings bei Hypertonikern und empfehlenswerte Sportarten werden im Kapitel 9 unter dem Thema „Welche Sportarten sind für den Hochdruckpatienten geeignet?" ausführlich besprochen.

■ Wichtig ist auch, Hetze und **Streß** zu **vermeiden** und für ausreichenden Schlaf und Entspannung zu sorgen. Um dem Organismus ausreichende Erholungsphasen zu geben, ist ein regelmäßiger individueller Tagesrhythmus eine wichtige Langzeitmaßnahme. Je stärker das vegetative Nervensystem aus dem Lot gebracht wird, umso häufiger können starke Blutdrucksteigerungen auftreten. Ein regelmäßiger Zeitpunkt des Aufstehens und Zubettgehens mit ausreichend langen Schlafphasen von mindestens 7–8 Stunden täglich sowie ausreichende Entspannungsphasen auch tagsüber, z. B. eine kurze Mittagspause, sind wichtig, da der Blutdruck während des Schlafs in der Regel deutlich absinkt. Unruhe, unnötiger Zeitdruck, Hast, Hektik und Konfliktsituationen sollten vermieden werden. Auch die berufliche und persönliche Situation sollte so geordnet werden, dass seelische Überforderung möglichst nicht vorkommt. Die bewusste Entspannung kann durch Pflege eines Hobbys oder durch geeignete Techniken – z. B. autogenes Training, Entspannungstherapie – wirksam eingeübt werden. Es emp-

Tabelle 6.5. Allgemeinmaßnahmen (Ernährung und Lebensweise)

■ Normalisierung des Körpergewichts bei Übergewicht
(Normalgewicht = Größe in cm – 100 = kg Normalgewicht)

■ Einschränkung der Kochsalzzufuhr
(etwa 5–6 g Natriumchlorid pro Tag)

■ Kaliumreiche Kost (Kartoffeln, Gemüse, Salate, Obst; Gartechniken beachten!)

■ Alkoholeinschränkung auf unter 30 g pro Tag
(z. B. weniger als 0,5 l Bier bzw. weniger als 1/4 l Wein)

■ Nikotinabstinenz

■ Ausreichende körperliche Bewegung in Form von Ausdauertraining
(dynamische körperliche Belastungen, kein Kraftsport, kein Leistungssport,
kein Wettkampfcharakter)

■ Stressbewältigung (z. B. Entspannungstechniken)

fiehlt sich, bei Reisen in andere Zeit- und/oder Klimazonen auf eine gute Einstellung des Blutdrucks zu achten, wiederholte Blutdruckmessungen durchzuführen und die Medikamenteneinnahme nach vorheriger Absprache mit dem behandelnden Arzt vorzunehmen (s. auch Kap. 9).

Tabelle 6.5. gibt in kurzer Form einen Überblick über die wichtigsten Gesichtspunkte empfehlenswerter Allgemeinmaßnahmen.

7 Welche Medikamente stehen zur Behandlung des Bluthochdrucks zur Verfügung?

Die zuvor dargestellten Allgemeinmaßnahmen sind als Grundlage jeder Hochdruckbehandlung anzusehen. Bei der Mehrzahl aller Hochdruckkranken ist jedoch zusätzlich eine medikamentöse Therapie erforderlich. Generell sollte geklärt sein, ob eine ursächliche Behandlung des Bluthochdrucks möglich ist. Allerdings lässt sich nur in weniger als 10% der Fälle eine auslösende Ursache, etwa eine Einengung einer Nierenschlagader (Nierenarterie) oder eine Geschwulst der Nebenniere feststellen, die dann operativ behandelt werden kann. In der überwiegenden Mehrzahl der Fälle liegt eine sog. essenzielle Bluthochdruckform (essenzielle Hypertonie, d.h. nicht auf eine einzelne Ursache zurückführbarer Bluthochdruck) vor, zu deren Behandlung neben den Allgemeinmaßnahmen in der Regel blutdrucksenkende Medikamente erforderlich sind.

Für die medikamentöse Behandlung des Hochdrucks steht heute eine große Anzahl geeigneter Arzneimittel zur Verfügung. Die Substanzen greifen auf unterschiedlichen Ebenen in die Blutdruckregulation ein. Im Einzelfall lässt sich nicht voraussagen, auf welches blutdrucksenkende Medikament der Hochdruckpatient am besten anspricht. Überwiegend wird bei mildem Hochdruck (diastolischer Blutdruck zwischen 90 und 100 mmHg) zu Beginn der medikamentösen Behandlung die Gabe eines einzelnen Medikaments in niedriger bis mittlerer Dosis empfohlen.

Bei ungenügender Wirkung des gewählten blutdrucksenkenden Medikaments oder bei Auftreten von Nebenwirkungen erfolgt ein Behandlungsversuch mit einer anderen Substanz oder eine Kombination blutdrucksenkender Medikamente. Bei schwerem Hochdruck ist meist die gleichzeitige Einnahme mehrerer Medikamente erforderlich. Da es sich bei der medikamentösen Bluthochdruckbehandlung in der Regel um eine Dauertherapie handelt, hängt die Therapietreue bzw. Einnahmezuverlässigkeit des Patienten außer von der Wirksamkeit vor allem von der Verträglichkeit der Behandlung ab.

Nach ihren Eigenschaften lassen sich folgende blutdrucksenkende Medikamentengruppen unterscheiden:

■ Substanzen, die den Salz- und Wasserhaushalt beeinflussen (Diuretika/Saluretika),
■ Substanzen, die über eine Gefäßerweiterung blutdrucksenkend wirken (u. a. Kalziumkanalblocker – Kalziumantagonisten),
■ Substanzen, die das blutdrucksteigernde Hormonsystem der Niere (Renin-Angiotensin) blockieren (Angiotensin-Conversions-Enzym-Hemmer, sog. ACE-Hemmer, Angiotensin-II-Rezeptor-Antagonisten = AT_1-Rezeptoren-Blocker),
■ Sympathikushemmstoffe, einschließlich der Substanzen, die die sog. Alpha- und/oder Beta-Adrenorezeptoren blockieren.

Diuretika/Saluretika

Diese Substanzen führen zu einer vermehrten Ausscheidung von Kochsalz und Wasser durch die Niere. Da Kochsalz eine wichtige Rolle bei der Entstehung des hohen Blutdrucks spielt, bewirkt eine Entfernung von Natrium eine Abnahme des erhöhten Blutdrucks. Zusätzlich zu diesem Effekt bewirken Diuretika/Saluretika über eine Gefäßerweiterung eine Blutdrucksenkung. Die Auswahl dieser Substanzen erfolgt in Abhängigkeit von der Nierenfunktion. Bei eingeschränkter Nierenfunktion müssen stärker wirksame Diuretika eingesetzt werden und sind andere (sog. kaliumsparende Diuretika) kontraindiziert. Diuretika/Saluretika führen auf Dauer nicht nur zu einem Verlust von Kochsalz, sondern auch zu einer erhöhten Ausscheidung von Kalium. Ein hieraus sich entwickelnder Kaliummangel kann unerwünschte Folgeerscheinungen haben (Gefahr des Auftretens gefährlicher Herzrhythmusstörungen, besonders bei gleichzeitiger Digitaliseinnahme).

Um einem Kaliummangel vorzubeugen, sollte man auf eine kaliumreiche Ernährung (Obst, insbesondere Beeren, Aprikosen und

Bananen, sowie Gemüse und Nüsse) achten, gegebenenfalls ist auch die Zufuhr von Kaliumsalzen oder die zusätzliche Einnahme eines kaliumsparenden Diuretikums zur Kompensation erforderlich. Diuretika/Saluretika können auch, vor allem bei höherer Dosierung, zu einem Anstieg der Serumharnsäurewerte, der Blutfettspiegel oder auch des Blutzuckerspiegels führen. Diuretika/Saluretika sollten daher in der Hochdruckbehandlung immer in möglichst niedrigen Dosen eingenommen werden. Zu weiteren möglichen Nebenwirkungen unter Diuretikatherapie zählen: Müdigkeit, Schwindel, Potenzstörungen.

Vorrangig werden in Deutschland daher Diuretika/Saluretika in niedriger Dosierung nur zur Kombinationstherapie angewendet. Dieses Vorgehen steht dabei bewusst im Gegensatz zu den aktuellen amerikanischen Therapieempfehlungen, welche initial Diuretika/Saluretika vorschlagen. Diese Empfehlungen aus den USA wurden aus der sog. ALLHAT-Studie (Antihypertensive und Lipid-Lowering Treatment to Prevent Heart-Attack Trial) abgeleitet, in der das Saluretikum Chlortalidon den Blutdruck am effektivsten gesenkt hatte. Fünfunddreißig Prozent der rund 43 000 an dieser Studie teilnehmenden Hypertoniepatienten waren jedoch von schwarzer Hautfarbe. Schwarzhäutige Menschen reagieren nun besonders gut auf ein Saluretikum bezüglich einer Blutdrucksenkung, sodass das Ergebnis dieser Studie, die darüber hinaus noch andere Kritikpunkte bietet, nicht auf Europa und Deutschland übertagen werden kann und darf. Bei uns werden also berechtigterweise die Diuretika/Saluretika in niedriger Dosierung zwecks Vermeidung ihrer Nebenwirkungen angewandt und eignen sich dann vorzüglich zur Wirkungsverstärkung anderer blutdrucksenkender Substanzen im Rahmen einer Kombinationsbehandlung des Bluthochdrucks.

Betablocker (Betarezeptorenblocker)

Betablocker sind Substanzen, die die Wirkung des sympathischen Nervensystems, vor allem auf das Herz, abschwächen. Da dem sympathischen Nervensystem eine wichtige Bedeutung für die

Auslösung des Hochdrucks zukommt, können Betablocker als sinnvolles Behandlungsprinzip angesehen werden. Sie schirmen die sog. Betarezeptoren des Herzens gegen die Wirkung der aus den „sympathischen" Nervenfasern (einem Teil des vegetativen Nervensystems) sowie aus dem Nebennierenmark freigesetzten Kreislaufhormone Noradrenalin und Adrenalin ab. Betablocker werden insbesondere als Mittel der ersten Wahl bei jungen Hochdruckkranken empfohlen, die als Ausdruck einer gesteigerten Sympathikusaktivität eine hohe Pulsfrequenz haben. Betablocker sind aber auch bei älteren Patienten oft zusätzlich notwendig, vor allem wenn sie eine Verengung der Herzkranzgefäße (koronare Herzkrankheit) haben. Generell sind Betablocker vorteilhaft für Hochdruckkranke, die gleichzeitig eine koronare Herzkrankheit haben und infolgedessen unter Herzschmerzen (Angina pectoris) leiden. Bevorzugt werden heute Betablocker, die herzspezifisch (kardioselektiv) wirken – sog. Beta-1-Blocker – und eine so lange Wirkdauer haben, dass sie nur einmal täglich eingenommen werden müssen. Zu den möglichen Nebenwirkungen dieser Substanzen zählen: kalte Hände und Füße, Schlafstörungen, rasche muskuläre Ermüdbarkeit. Betablocker dürfen nicht gegeben werden bei Vorliegen eines Asthma bronchiale oder ähnlicher Krankheitsbilder, einer noch nicht ausreichend vorbehandelten Herzmuskelschwäche, einer starken Pulsverlangsamung unter 50 Schläge pro Minute und bei bestimmten Veränderungen im Elektrokardiogramm.

Kalziumkanalblocker (Kalziumantagonisten)

Kalziumantagonisten sind Medikamente, die den Eintritt von Kalzium in die Gefäßmuskelzellen bremsen. Sie verschließen gewissermaßen die Kanäle, durch die Kalzium aus dem Blut in die Gefäßmuskelzellen einströmt. Das ist bei Hochdruckpatienten deshalb von besonderer Bedeutung, weil man feststellen konnte, dass Hochdruckkranke einen erhöhten Kalziumgehalt in den Gefäßmuskeln haben, wodurch die Gefäße dauerhaft verengt werden.

Weniger Kalzium in den Gefäßmuskelzellen führt somit zur Erweiterung der Gefäßlichtung, und dadurch wird eine Blutdrucksenkung bewirkt. Es wird zwischen Kalziumantagonisten vom Verapamil-Typ und gefäßselektiven vom Dihydropyridin-Typ unterschieden. Kalziumantagonisten vom Dihydropyridin-Typ dürfen bei akutem Herzinfarkt und instabiler Angina pectoris allein nicht verordnet werden. In kurzwirksamer Form, wie beispielsweise das nicht wirkungsverzögerte Nifedipin, sind die Kalziumantagonisten vom Dihydropyridin-Typ generell bei Hochdruckkranken mit Verengung der Herzkranzgefäße (koronare Herzkrankheit) nicht angezeigt (kontraindiziert), da sie zu gefährlichen Komplikationen führen können. Bei Hochdruckkranken mit koronarer Herzkrankheit empfehlen sich heute gefäßselektive Dihydropyridin-Kalziumantagonisten mit langer Wirkdauer (z. B. Amlodipin, Felodipin, Lacidipin), am besten in Kombination mit Betablockern. Allein kommen alternativ Kalziumantagonisten vom Verapamil- oder Diltiazem-Typ infrage.

Zu den Nebenwirkungen der Kalziumantagonisten gehören eine gelegentlich auftretende Rötung des Gesichts (infolge Erweiterung der Hautgefäße) und Wassereinlagerungen im Bereich der Fußknöchel bzw. Unterschenkel. Die weiteren möglichen Nebenwirkungen der Kalziumantagonisten sind substanzabhängig etwas unterschiedlich. Bei Kalziumantagonisten vom sog. Verapamil-Typ kann es zu einer Verlangsamung der Herzfrequenz und zur Verstopfung kommen, bei Kalziumantagonisten vom Dihydropyridin-Typ können Steigerungen der Herzfrequenz, Herzklopfen und Kopfschmerzen auftreten. Diese Nebenwirkungen sind im Einzelfall subjektiv belästigend, aber in der Regel ungefährlich. Allerdings dürfen Kalziumantagonisten vom Dihydropyridin-Typ bei akutem Herzinfarkt und bei instabiler Angina pectoris nicht allein verordnet werden, da sie diese Krankheitsbilder ungünstig beeinflussen können. Nur Kalziumantagonisten vom Dihydropyridin-Typ dürfen mit einem Betarezeptorenblocker kombiniert werden. Ein besonderer Vorteil der Kalziumantagonisten ist darin zu sehen, dass sie zu keiner ungünstigen Beeinflussung des Zuckerstoffwechsels und der Blutfette führen.

ACE-Hemmer
(Angiotensin-Conversions-Enzym-Hemmer)

ACE-Hemmer senken den Blutdruck auf eine recht komplexe Weise. Der Hauptmechanismus besteht aber wohl darin, dass diese Substanzen das blutdrucksteigernde Hormonsystem der Niere (Renin-Angiotensin) beeinflussen und zu einer verminderten Bildung des blutdrucksteigernden Wirkstoffs Angiotensin II führen. Ist im Organismus dieser gefäßverengende Stoff vermindert vorhanden, kommt es zur Weitstellung der Gefäße, mit der Folge, dass der Blutdruck absinkt. Die Verminderung der Konzentration von Angiotensin II führt über indirekte Wirkungen auf die Niere mit vermehrter Ausscheidung von Wasser und Kochsalz zusätzlich zu einer Blutdrucksenkung. Weitere Mechanismen, über die diese Substanzen zur Blutdrucksenkung führen, sind dämpfende Effekte auf das sympathische Nervensystem und der verminderte Abbau von körpereigenen Stoffen, welche eine gefäßerweiternde Wirkung haben (z. B. Bradykinin).

Diese Medikamente besitzen nur wenige subjektiv belästigende Nebenwirkungen und scheinen im Vergleich zu anderen Medikamenten die Lebensqualität weniger zu beeinträchtigen. Zu den möglichen Nebenwirkungen zählen eine vorübergehende Hautrötung, Geschmacksstörungen und ein trockener Reizhusten ohne Auswurf. Ein anhaltender trockener Reizhusten unter ACE-Hemmer-Behandlung (der kausale Zusammenhang sollte durch Absetzen und erneute Einnahme mit Wiederauftreten des Hustens gesichert sein) ist Anlass, die ACE-Hemmer-Therapie zu beenden, da in diesen Fällen oft das potenziell gefährliche angioneurotische Ödem als sonst sehr seltene ACE-Hemmer-Folge auftreten kann.

In sehr seltenen Fällen, insbesondere bei Vorliegen einer Einschränkung der Nierenfunktion bzw. bei nicht empfehlenswerter hoher Dosierung der Medikamente, können Nebenwirkungen auf das Blutbild (Abnahme der Zahl der weißen Blutkörperchen) und eine vermehrte Eiweißausscheidung im Urin auftreten. Ungeeignet sind ACE-Hemmer für Schwangere und für stillende Mütter, da die Substanzen über den Mutterkuchen und mit der Muttermilch auf das Kind übertragen werden und bei ungünstigen Voraussetzungen (Nierenanomalien) zu akutem Nierenversagen beim Kind führen können. Auch bei Erkrankungen, die das Immunsystem betreffen, ist eher Vorsicht angeraten. Diese Medikamente haben sich in neuerer Zeit besonders bewährt bei Hochdruckkranken mit Herzmuskelschwäche sowie bei Hochdruckpatienten mit einer Zuckerkrankheit (Diabetes mellitus). In der heute üblichen, relativ niedrigen Dosierung wirken sie schützend auf die Nieren (Nephroprotektion) und können sogar eine schädliche Eiweißausscheidung im Urin vermindern oder gar beseitigen.

Angiotensin-II-Rezeptor-Antagonisten (AT$_1$-Rezeptoren-Blocker)

Neuerdings stehen auch Substanzen zur Verfügung, die direkt die Wirkung von Angiotensin II aufheben (Angiotensin-II-Rezeptor-Antagonisten bzw. AT$_1$-Rezeptoren-Blocker). Angiotensin II wirkt u. a. blutdrucksteigernd über eine Stimulation sog. AT$_1$-Rezeptoren an der glatten Gefäßmuskulatur. Werden diese Rezeptoren blockiert, sinkt der Blutdruck. Das u. U. vermehrt vorhandene Angiotensin II stimuliert aber ungehindert die AT$_2$-Rezeptoren, welche das Zellwachstum regulieren und einer Gefäßverengung entgegenwirken können. Durch diesen noch komplexeren Wirkmechanismus scheinen die AT$_1$-Rezeptoren-Blocker offenbar den ACE-Hemmern überlegen zu sein. Zur endgültigen Beurteilung des Stellenwerts dieser Substanzen sind aber die Langzeiterfahrungen abzuwarten. Auf jeden Fall sind die AT$_1$-Rezeptoren-Blocker aber noch verträglicher als die ACE-Hemmer, insbesondere kommt es nur ganz selten zu trockenem Reizhusten oder einem angioneurotischen Ödem. AT$_1$-Rezeptoren-Blocker sind daher zunächst die Alternative bei ACE-Hemmer-bedingtem Reizhusten bzw. Angioödem, allerdings unter sorgfältiger Überwachung.

Die inzwischen vorliegenden Erfahrungen und Ergebnisse größerer vergleichender Studien zeigen aber, dass die AT$_1$-Rezeptoren-Blocker bei sonst gleichen Anwendungsgründen wie die ACE-

Hemmer ein gleichwertiges Therapieprinzip sind und durch ihre insgesamt gute Verträglichkeit gerade bei „Problempatienten" Vorteile haben.

Alphablocker (Alpha-1-Rezeptoren-Blocker)

Diese Substanzen hemmen die Wirkung gefäßverengender Substanzen (Katecholamine) und führen über eine Gefäßerweiterung zur Blutdrucksenkung. Diese Medikamente eignen sich besonders für eine Kombinationsbehandlung, z. B. mit Betablockern oder mit Diuretika. Von besonderem Vorteil ist, dass Alphablocker keine ungünstigen Wirkungen auf den Zucker- und Fettstoffwechsel haben. Weiterhin können sie bei einer gutartigen Vergrößerung der Vorsteherdrüse (Prostata) den Harnfluss funktionell günstig beeinflussen. Nebenwirkungen sind: stärkerer Blutdruckabfall im Stehen, insbesondere zu Beginn der Behandlung, Herzklopfen, Kopfschmerzen.

Ein Studienteil der bereits erwähnten ALLHAT-Studie hatte ergeben, dass Alpha-1-Rezeptoren-Blocker vermehrt mit Nebenwirkungen am Herzen (Herzschwäche, Durchblutungsverschlechterung des Herzmuskels im Sinne der koronaren Herzkrankheit) einhergehen können. Daher werden diese Substanzen heute nicht mehr allein oder auch nicht in einer 2-Komponenten-Behandlung eingesetzt, sondern bei Kombination mit einem Duretikum/Saluretikum und einem Betarezeptorenblocker nur noch im Rahmen einer komplexeren Mehrfachtherapie des Bluthochdrucks.

Zentrale Sympathikushemmer bzw. sonstige Substanzen

Hier sollen der Vollständigkeit halber diejenigen Medikamente erwähnt werden, die entweder nur in der Kombinationsbehandlung zum Einsatz kommen oder entsprechend den Empfehlungen der „Deutschen Liga zur Bekämpfung des hohen Blutdrucks" nur als Ersatztherapeutika anzusehen sind. Dazu gehören in erster Linie die im Gehirn am sympathischen Nervensystem angreifenden Substanzen (zentrale Sympathikolytika), wie Alpha-Methyldopa, Clonidin, Moxonidin und Guanfacin bzw. Reserpin, das zentrale und periphere Wirkungen hat.

Wegen der vergleichsweise höheren Quote von Nebenwirkungen (stärkere Müdigkeit, Mundtrockenheit, Störung der Kreislaufregulation im Stehen, Potenzstörungen) werden diese Medikamente heute zunehmend seltener verordnet, in erster Linie nur noch dann, wenn die vorher beschriebenen Substanzen wegen Nebenwirkungen oder Kontraindikationen nicht gegeben werden können. So ist Alpha-Methyldopa zur Behandlung des Hochdrucks in der Schwangerschaft dann eine Möglichkeit, wenn Beta-1-selektive Rezeptorenblocker nicht einsetzbar oder nicht ausreichend wirksam sind.

Allgemeine Regeln der Hochdruckbehandlung

- langsame Blutdrucksenkung (von Notfällen abgesehen),
- Blutdruckmessung im Sitzen und Stehen,
- Blutdruckselbstkontrolle,
- regelmäßige Medikamenteneinnahme nach ärztlicher Vorschrift (kein *eigenmächtiges* Ändern der Dosis oder Absetzen der Medikamente!),
- Allgemeinmaßnahmen nicht vergessen.

Mögliche Probleme unter Medikamenteneinnahme:

■ Blutdrucksenkung zu stark,
■ subjektiv belästigende Nebenwirkungen (z.B. Kopfschmerzen, Schlafstörungen),
■ objektive Nebenwirkungen (z.B. Blutbildveränderungen, Störungen der Leber- und Nierenfunktion).

Hierüber sollten Sie gegebenenfalls mit Ihrem Hausarzt sprechen.

Unter Berücksichtigung Ihrer individuellen Daten und Krankheitsbefunde wird Ihr Hausarzt das für Sie geeignete initiale und das endgültige Behandlungskonzept des Bluthochdrucks festlegen und mit Ihnen besprechen. Durch Therapietreue und Blutdruckselbstmessung können Sie zu Ihrem eigenen Wohlergehen die Bemühungen Ihres Hausarztes unterstützen.

8 Was man sonst noch über Bluthochdruck wissen sollte

Hoher Blutdruck bei älteren Menschen

Der Anteil älterer Menschen an der Gesamtbevölkerung nimmt ständig zu, und Bluthochdruck ist in dieser Altersgruppe besonders häufig. Nach neueren Ermittlungen kann man davon ausgehen, dass jenseits des 65. Lebensjahres rund 50% aller Personen einen erhöhten Blutdruck haben. Bei etwa einem Drittel bis zur Hälfte dieser Personen mit erhöhtem Blutdruck ist lediglich der systolische Blutdruck erhöht. Man spricht in diesen Fällen von einem isolierten systolischen Hochdruck (systolischer Blutdruck gleich oder über 140 mmHg, diastolischer Blutdruck unter 90 mmHg). Obwohl der isolierte systolische Hochdruck mit zunehmendem Alter immer häufiger wird, kann man ihn nicht als eine normale oder physiologische Alterserscheinung betrachten. Vielmehr beruht dieser Hochdruck meist auf einer Elastizitätsabnahme (Windkesselverlust) der Hauptschlagader (Aorta) und der großen Gefäße durch Arteriosklerose. In epidemiologischen Untersuchungen konnte gezeigt werden, dass nicht nur diastolische, sondern auch isolierte systolische Blutdruckerhöhungen bei älteren Menschen (jenseits des 65. Lebensjahres) mit einer erhöhten Erkrankungsziffer und Sterblichkeit einhergehen. Die häufigsten Folgekrankheiten sind der Schlaganfall (apoplektischer Insult), die Verengung der Herzkranzgefäße (koronare Herzkrankheit) und die Herzmuskelschwäche (Herzinsuffizienz). In neuerer Zeit konnte eindeutig der Beweis erbracht werden, dass eine effektive blutdrucksenkende Behandlung auch bei älteren Hochdruckpatienten Sterblichkeit und Erkrankungshäufigkeit (Morbidität) infolge von Herz-Kreislauf-Erkrankungen signifikant verringert und damit die Lebenserwartung (Prognose) verbessert. Der Nutzen der medikamentösen blutdrucksenkenden Behandlung betrifft sowohl Hochdruckkranke mit als auch ohne bereits bestehenden Folgeerkrankungen an Herz, Gehirn und den Nieren. Erst in den letzten Jahren konnte ebenfalls gezeigt werden, dass eine erfolgreiche Behandlung auch eines nur isolierten systolischen Hochdrucks die Prognose eindeutig verbessert.

Auch im höheren Lebensalter ist bei nur mäßiger Blutdruckerhöhung eine medikamentöse blutdrucksenkende Behandlung erst dann angezeigt, wenn die Basisbehandlungsmaßnahmen d.h. eine Gewichtsreduktion bei Übergewicht, kochsalzarme Kost sowie eine Einschränkung des Alkoholkonsums entweder unzureichend wirksam sind oder vom Betroffenen trotz entsprechender Empfehlung nicht eingehalten werden. Liegt eine schwerere arterielle Hypertonie vor (diastolischer Blutdruckwert über 100 mmHg, systolischer über 180 mmHg), sollte auf der Basis der Allgemeinmaßnahmen direkt mit einer medikamentösen Behandlung begonnen werden. Bei der Auswahl der Medikamente können im Prinzip alle Substanzen zum Einsatz kommen, die auch bei jüngeren Menschen empfohlen werden.

Zu den grundsätzlichen Richtlinien der medikamentösen Hochdrucktherapie des älteren Menschen gehören:
- Eine vorsichtige, langsame Blutdrucksenkung (eventuell über Wochen), d.h. eine Behandlung, die mit sehr niedrigen Dosen beginnt und bei unzureichender Wirkung nur allmählich die Dosis steigert, bzw. Übergang auf niedrig dosierte Kombinationen mehrerer Substanzen.
- Regelmäßige Blutdruckkontrollen auch im Stehen. Wenn der Blutdruck im Stehen niedriger ist als im Sitzen, sollte die Dosierung der Medikamente in Abhängigkeit von den Druckwerten im Stehen erfolgen. Ein stärkerer Blutdruckabfall im Stehen (über 30 mmHg) muss unbedingt vermieden werden.
- Verzicht auf Blutdrucknormalisierung bzw. Änderungen oder ganz selten auch einmal Beendigung der Medikamentenbehandlung bei stärkeren Störungen des Allgemeinbefindens oder Auftreten stärkerer Nebenwirkungen. Gegebenenfalls ist eine Dosisreduktion (u.U. nur vorübergehend) oder aber eine Therapieumstellung in diesen Fällen erforderlich.
- Engmaschige Kontrolluntersuchungen durch den Arzt.

Generell sollten ältere Hochdruckkranke, deren Blutdruck durch die geschilderten Maßnahmen nicht ausreichend oder nicht nebenwirkungsarm gesenkt werden kann, in der Regel in eine Klinik eingewiesen werden. Im Einzelfall wird dann zu entscheiden sein, ob eine speziellere Diagnostik und/oder eine weitergehende u. U. agressivere Behandlung sinnvoll und möglich sind. In diesem Zusammenhang sei beipielsweise darauf hingewiesen, dass es heute selbst bei älteren Hochdruckpatienten relativ problemlos möglich ist, durch eine Katheterballondilatation (Aufweitung eines Gefäßes mit Hilfe eines Katheterballons) eine funktionell wirksame Nierenarterienverengung (Nierenartereinstenose) zu beseitigen. Auf diese Weise kann dann eine zuvor möglicherweise unbehandelbare Hochdruckkrankheit wieder behandelbar werden.

Hoher Blutdruck in der Schwangerschaft

Während einer normalen Schwangerschaft sinkt der Blutdruck in den ersten 3 Monaten geringgradig (etwa um 10 mmHg) ab und bleibt auf diesem erniedrigten Niveau bis etwa zur 22. Schwangerschaftswoche. Danach steigt er bis zur Entbindung wieder an. Eine Blutdruckerhöhung bei Schwangeren ist verbunden mit einem deutlich erhöhten Risiko für das Kind (Fetus) und für die Schwangere selbst. Als Grenze zwischen normalem und erhöhtem Blutdruck wird bei Schwangeren ein Blutdruck von 140/90 mmHg angesehen. Diese Grenzwerte haben sich aus umfangreichen epidemiologischen Untersuchungen ergeben, die gezeigt haben, dass höhere Blutdruckwerte die Erkrankungshäufigkeit und die Sterblichkeit von Mutter und Kind steil ansteigen lassen. Wenn Schwangere ihren Blutdruck selbst messen, müssen sie darauf achten, dass in der Spätschwangerschaft eine Umkehr der Blutdrucktagesrhythmik auftreten kann: Die Schwangere hat dann abends und nachts die höchsten, morgens dagegen niedrigere Blutdruckwerte. Deshalb können morgens gemessene Blutdruckwerte allein auch nicht zur Diagnose des Schwangerschaftshochdrucks herangezogen werden.

Für Schwangere liegt die Gefahr des Bluthochdrucks darin, dass sich Gehirnkrämpfe (Eklampsien) entwickeln können. Im Vorstadium einer solchen Eklampsie kommt es neben einem stärkeren Blutdruckanstieg zu Eiweißverlusten durch die Niere und zu Wasseransammlungen im Körper (Ödembildung). Die Eiweißverluste können zu einem Eiweißmangel (Hypalbuminämie) und einem Abfall des kolloidosmotischen Drucks im Blut führen. Insbesondere bei plötzlichen Blutdruckanstiegen führt dies zu einem Versagen der sog. Autoregulation der Hirngefäße, d. h. zu einer passiven Mehrdurchblutung des Gehirns und zusätzlich durch den verminderten kolloidosmotischen Druck im Gefäßsystem zur Entwicklung eines Hirnödems oder sogar zu einer Hirnblutung. Symptome eines solchen lebensgefährlichen Zustands sind Bewusstseinseintrübung, Sehstörungen und generalisierte Krämpfe. In diesen Fällen ist eine sofortige Aufnahme auf eine Intensivstation erforderlich. Bluthochdruck bei Schwangeren kann beim Kind dazu führen, dass infolge Schädigung des Mutterkuchens (Plazenta) Wachstums- und Reifungsstörungen auftreten oder dass es noch im späteren Stadium der Schwangerschaft stirbt.

Ein Hochdruck in der Schwangerschaft kann bedingt sein durch:
■ Eine sog. genuine Gestose (schwangerschaftsinduzierter Hochdruck), vorzugsweise bei Erstgebärenden in der Spätschwangerschaft auftretend.
■ Eine Pfropfgestose (schwangerschaftsspezifische Überlagerung oder Akzentuierung einer vorbestehenden Nieren- oder Hochdruckkrankheit).
■ Eine vorbestehende schwangerschaftsunabhängige Hochdruckkrankheit mit Eiweißverlusten über die Niere (z. B. bei einer renalen Hochdruckkrankheit) oder ohne Eiweißverluste durch die Niere (z. B. essenzielle Hochdruckform).
■ Eine vorübergehende (transitorische) Schwangerschaftshypertonie (ohne Eiweißverluste durch die Niere, an das 3. Trimester der Schwangerschaft gebunden und bis zum 10. Tag nach der Entbindung wieder abklingend).

Eine Differenzierung der verschiedenen Formen des Hochdrucks ist während der Gravidität oft nicht möglich und für die therapeutischen Maßnahmen nicht entscheidend. Eine Nachuntersuchung sollte aber in jedem Fall etwa 3–6 Monate nach der Entbindung erfolgen.

Der Messung und Bewertung des Blutdrucks in der Schwangerschaft kommt eine besondere Bedeutung zu. Dabei sind folgende Regeln streng einzuhalten:

■ Der Blutdruck sollte im Sitzen gemessen werden (im Liegen kann er niedriger sein). Auch während der Schwangerschaft wird der diastolische Blutdruck neuerdings beim Aufhören der Korotkow-Geräusche (Phase V) bestimmt. Elektronische Blutdruckmessgeräte sind daher weniger geeignet.

■ Da es – wie bereits gesagt – insbesondere in der Spätschwangerschaft zu einer Umkehr der zirkadianen Blutdruckrhythmik mit abendlichen und nächtlichen Blutdrucksteigerungen kommen kann, sind morgens gemessene Blutdruckwerte häufig niedriger und *nicht* repräsentativ für die Risikokonstellation. Empfehlenswert sind, vor allem bei Blutdruckselbstmessungen, Messungen kurz vor dem Einschlafen. Ständige Blutdruckwerte von systolisch über 140 mmHg und/oder diastolisch über 90 mmHg sind als erhöht anzusehen. Ist der Blutdruck in der Frühschwangerschaft eher niedrig, so ist ein späterer Blutdruckanstieg von mehr als 30 mmHg systolisch bzw. 15 mmHg diastolisch in gleicher Weise zu werten. In der Schwangerschaft ist eine Blutdrucksteigerung dann als prognostisch besonders ernst einzuschätzen, wenn gleichzeitig eine Nierenfunktionsstörung oder ein stärkerer Eiweißverlust über die Nieren von mehr als 300 mg pro 24 Stunden besteht. Wichtigster Bestandteil der Schwangerschaftsvorsorge ist die regelmäßige Blutdruckkontrolle während der Schwangerschaft. Bei Feststellung eines Hochdrucks sollte so früh wie möglich eine Behandlung eingeleitet werden, um mögliche gefährliche Folgen für die Mutter und den Fetus (Kind) zu vermeiden. Vor jeder Verordnung von Medikamenten in der Schwangerschaft sollte, sofern keine stärkeren Blutdruckanstiege vorliegen, eine Behandlung mit Allgemeinmaßnahmen eingeleitet werden. Diese bestehen in Schonung, Vermeidung von Belastungen und körperlichen Anstrengungen sowie Bettruhe (überwiegend in Seitenlage). Dagegen kann die sonst in der Hochdruckbehandlung übliche Kochsalzbeschränkung in der Schwangerschaft nicht angeraten werden. Empfehlenswert sind Selbstmessung und Protokollierung des Blutdrucks und des Gewichtes durch die Schwangere. Im Einzelfall sind längerfristige Arbeitsunfähigkeiten (Krankschreibung) erforderlich. Bei unzureichender Wirkung dieser Maßnahmen ist die zusätzliche Verordnung von blutdrucksenkenden Medikamenten erforderlich. Bei stärkeren Eiweißverlusten über die Niere bzw. bei schwerem Bluthochdruck muss die Behandlung der Schwangeren im Krankenhaus erfolgen.

Zur medikamentösen Behandlung des Hochdrucks in der Schwangerschaft sollen nur solche Medikamente eingesetzt werden, für die eine Eignung in dieser speziellen Situation und eine Unschädlichkeit auf die Entwicklung des Fetus nachgewiesen sind. Eine ungeeignete blutdrucksenkende Behandlung muss mit Eintritt der Schwangerschaft beendet und, falls erforderlich, mit geeigneten Medikamenten fortgesetzt werden. Zu den geeigneten Medikamenten gehören zum einen die hochselektiven Beta-1-Rezeptoren-Blocker, zum anderen Alpha-Methyldopa.

> ■ Nicht geeignete blutdrucksenkende Medikamente in der Schwangerschaft sind: Reserpin, ACE-Hemmer und AT_1-Rezeptoren-Blocker, Kalziumantagonisten, Diuretika/Saluretika und Betarezeptorenblocker ohne Beta-1-Selektivität (sog. nicht selektive Betarezeptorenblocker) sowie Alpha-1-Rezeptorenblocker.

■ Blutdrucksenkende Medikamente während der Stillperiode

■ *Alpha-Methyldopa* gelangt zwar in die Muttermilch, wird aber vom Säugling in so geringen Mengen aufgenommen, dass keine Organwirkung zu erwarten ist.

■ *Betarezeptorenblocker* gehen ebenfalls in die Muttermilch über und erreichen z. T. Konzentrationen, die höher sind als die im mütterlichen Blutplasma. Außerdem kann es in manchen Fällen zu einer Kumulation der Substanzen im Organismus des Neugeborenen kommen. Wenn auch die Dosen, die der Säugling mit dem Stillen aufnimmt, gering sind, wird doch in Einzelfällen über einen Abfall von Blutdruck oder Herzfrequenz berichtet. Die Therapie sollte daher sorgfältig überwacht werden. Falls Betarezeptorenblocker in der Stillperiode eingenommen werden, ist Metoprolol als Mittel der Wahl zu empfehlen, da es nur geringe Konzentrationen in der Muttermilch erreicht.

■ *Diuretika/Saluretika* können die Milchsekretion vermindern. Außerdem wurden vereinzelt Nebenwirkungen wie Hypokaliämie (zu geringer Kaliumspiegel im Blut) und Thrombozytopenie (Verringerung der Anzahl an Blutplättchen) bei den Säuglingen beobachtet.

■ *Kalziumantagonisten* wie Nifedipin, Nitrendipin und Verapamil erreichen nur sehr geringe Konzentrationen in der Muttermilch, sodass Wirkungen auf das Kind weitgehend auszuschließen sind.

■ *ACE-Hemmer* wie Captopril und Enalapril gehen nur minimal in die Muttermilch über. Wirkungen auf das Kind sind nicht zu erwarten.

Über die Anwendung weiterer Antihypertensiva in der Stillperiode liegen nur unzureichende Daten und Erfahrungen vor.

Hoher Blutdruck und Schlaganfall

Die wesentlichen Ursachen eines Schlaganfalls (Apoplex) sind entweder eine Verstopfung einer das Gehirn versorgenden Arterie oder aber das Zerreißen (Platzen) eines Blutgefäßes mit Einblutung in das Gehirn und Zerstörung des umgebenden Gewebes. Hinter der Verlegung einer hirnversorgenden Arterie kommt es zur Hirnerweichung. Einer solchen Verlegung liegt entweder ein abgeschwemmtes Blutgerinnsel (Thrombus) – aus dem Herzen bei bestimmter Grunderkrankung, aus geschädigten vorgeschalteten Arterien – oder eine Gerinnselbildung an Ort und Stelle bei lokaler Gefäßschädigung zugrunde. Durch lokale Gefäßschädigung kann es aber auch zu einer Einengung (Stenose) im Bereich der hirnversorgenden Arterien kommen, mit nachfolgendem, u. U. kritischem Blutdruckabfall, sodass auch auf diese Weise eine Hirnerweichung durch Blutleere (Ischämie) auftreten kann, z. B. dann, wenn der Blutdruck zu stark abfällt und somit hinter dieser Verengung (Stenose) das Gehirn nicht mehr ausreichend durchblutet wird. Solche Blutdruckabfälle können verschiedene Ursachen haben: versagende Herzkraft, Herzrhythmusstörungen, Flüssigkeitsmangel, zu hoch dosierte blutdrucksenkende Medikamente.

Die häufigste Ursache eines Schlaganfalls überhaupt ist die Hirnerweichung (der ischämische Insult) auf dem Boden der geschilderten Möglichkeiten (85%). In diesem Zusammenhang ist nun Bluthochdruck der wesentlichste Risikofaktor für einen Schlaganfall, da dieser Herz und Gefäße schädigt und auch aufgrund dieser Gefäßschädigungen zur Hirnblutung (hämorrhagischer Insult) führen kann. Seltener sind angeborene Gefäßanomalien Ursache einer Hirnblutung, dann aber auch gehäuft wiederum bei arterieller Hypertonie.

Hypertoniepatienten erleiden 3- bis 4-mal häufiger einen Schlaganfall als Menschen mit normalem Blutdruck. Die frühzeitige Erkennung und konsequente Behandlung einer arteriellen Hypertonie sind daher zugleich die beste Vorsorge gegen einen Schlaganfall. Häufig kündigt sich dieser durch Vorboten an:

■ vorübergehende Seh- und/oder Sprachstörungen,
■ kurzfristige Schwäche oder Lähmungen einer Hand, eines Armes oder eines Beines,
■ u. U. auch lokal begrenzte Störungen des Tast- und Berührungssinnes der Haut.

In diesen Fällen sind umgehend eine ärztliche Untersuchung und Behandlung erforderlich, und es ist auf konstante und normale Blutdruckwerte zu achten. Die rechtzeitige Erkennung und operative Beseitigung einer Einengung der hirnversorgenden Arterien kann in diesen Fällen häufig den kompletten Schlaganfall mit bleibenden Ausfällen verhindern. Alternativ zur Operation wird in derartigen Fällen neuerdings auch eine Ballonerweiterung der Gefäßenge und die gleichzeitige Einbringung einer netzförmigen Metallhülse (Stent) vorgenommen. Ist ein Schlaganfall eingetreten, ist es notwendig, umgehend zwischen Hirnblutung (seltener) und

Hirnerweichung (häufiger) zu unterscheiden. Dieses ist heute durch das Röntgenverfahren der Computertomographie möglich.

Wichtig bei einer Hirnerweichung (ischämischer Insult) ist es, bei erhöhtem Blutdruck eine zu starke und zu rasche Blutdrucksenkung zu vermeiden. Es ist somit umgehend fachkundige ärztliche Hilfe erforderlich. In der Regel sollte bei Hypertoniepatienten der Blutdruck in diesen Situationen Werte von 160–170 mmHg systolisch und 90–100 mmHg diastolisch nicht unterschreiten.

Innerhalb der ersten 3 Stunden nach Eintreten eines ischämischen Schlaganfalls ist in geeigneten Fällen manchmal eine medikamentöse Auflösung eines verursachenden Blutgerinnsels möglich. Auch aus diesem Grund ist in derartigen Fällen eine rasche Klinikeinweisung notwendig.

Bei Zustand nach einem Schlaganfall mit unterschiedlich ausgeprägten und bleibenden Ausfällen ist bei Hypertoniepatienten auf eine äußerst stabile Blutdruckeinstellung auf Normalniveau zu achten. Die Blutdruckselbstmessung bzw. die Messung des Blutdrucks durch Angehörige ist in diesen Fällen zur Unterstützung der ärztlichen Betreuung sinnvoll und hilfreich. Es ist in diesem Zusammenhang besonders darauf zu achten, dass der Blutdruck im Stehen nicht zu stark abfällt, d. h. auch Blutdruckmessung im Stehen (sofern dieses möglich ist) und nicht nur im Liegen bzw. im Sitzen. Weiterhin ist auf eine regelmäßige Einnahme der verordneten Tabletten sorgfältig zu achten, ebenso auf eine ausreichende Flüssigkeitszufuhr, da der Patient mit Zustand nach Schlaganfall nicht selten eine (u. U. vorübergehende) Störung von Antrieb und Gedächtnis hat.

Hoher Blutdruck und schlafbezogene Atmungsstörungen, einschließlich Schnarchen

Übergewicht und erhöhter Alkoholkonsum sind nicht nur begünstigende Faktoren für das Auftreten eines Bluthochdrucks, sondern es kommt in diesem Zusammenhang auch gehäuft zu schlafbezogenen Störungen der Atmung, wie lautes und unregelmäßiges Schnarchen im Wechsel mit einem Atemstillstand.

Bei Atemstillständen von 10 Sekunden Dauer und länger sowie von häufiger als 10-mal pro Stunde spricht man von einem Schlaf-Apnoe-(Atemstillstand-)Syndrom. Bei diesem Krankheitsbild kommt es zu einer Verlegung der oberen Atemwege dadurch, dass im Schlaf die Schlundwände (durch Elastizitätsverlust und Nachlassen der Muskelspannung in diesem Bereich) zusammenfallen und den Kehlkopf verlegen (Obstruktion). Daher nennt man dieses Krankheitsbild auch obstruktives Schlaf-Apnoe-Syndrom. Der so bewirkte Atemstillstand verursacht eine Sauerstoffuntersättigung, und es kommt als Alarm- bzw. Notfallreaktion des Organismus zu einer Weckreaktion; der Schlaf des Patienten wird so immer wieder unterbrochen. Daher klagen diese Patienten über morgendliche Müdigkeit und eine Einschlafneigung am Tag, besonders bei monotonen Situationen (z. B. Autobahnfahrt oder erst recht in abgedunkelten Räumen, wie im Theater, bei Besprechungen und Vorträgen). Durch diese „Schlaffragmentierung" und „Monotonie-Intoleranz" leiden natürlich auch die Leistungsfähigkeit und die Stimmung (es kann vermehrt zu Depressionen kommen), mit entsprechenden familiären und beruflichen Konfliktsituationen.

Die nächtlichen Weckreaktionen aktivieren aber auch das sympathische Nervensystem, sodass der Blutdruck nachts nicht abfällt, sondern sogar erhöht sein kann. Schließlich kann es auch am Tage zu Blutdruckerhöhungen kommen, mit fehlendem nächtlichen Abfall. Patienten mit einem obstruktiven Schlaf-Apnoe-Syndrom haben zu 60–80% eine arterielle Hypertonie; bei Hypertoniepatienten wiederum findet sich zu 20–35% ein obstruktives Schlaf-Apnoe-Syndrom.

Regelmäßiges, anhaltendes Schnarchen ist in diesem Zusammenhang weniger mit Bluthochdruck vergesellschaftet. Daher ist die Angabe des Partners über längere Atemstillstände mit anschließendem gleichsam aufbellenden Schnarchen des Patienten für dessen behandelnden Arzt eine wichtige Information. Die zuvor geschilderten Beschwerden und Symptome runden das klinische Bild ab und führen zur Verdachtsdiagnose eines obstruktiven Schlaf-Apnoe-Syndroms. Auch die Behandelbarkeit einer vorbestehenden arteriellen Hypertonie wird durch ein obstruktives Schlaf-Apnoe-Syndrom erschwert. Die Analyse des Blutdruckverhaltens über 24 Stunden sowie eine entsprechende Untersuchung des Schlafverhaltens (zunächst ambulant mit einem Gerät, ähnlich wie einem Langzeit-EKG, u. U. aber stationär im Schlaflabor) bestätigen dann meistens die Diagnose.

Gewichtsnormalisierung, kein Alkohol am Abend sowie keine Schlaf- oder Beruhigungsmittel sind die notwendigen Allgemeinmaßnahmen beim obstruktiven Schlaf-Apnoe-Syndrom. Der Bluthochdruck erfordert eine gezielte Behandlung (vornehmlich mit ACE-Hemmern und Kalziumantagonisten).

Bei schwerem obstruktiven Schlaf-Apnoe-Syndrom (z. B. 20 Apnoe-Phasen von 20 Sekunden Dauer und länger pro Stunde) ist eine spezielle Behandlung in Form einer Überdruckbeatmung durch die Nase erforderlich.

Diese nasale Überdruckbeatmung (nCPAP-Therapie = „nasal continuous positive airway pressure") kann der Patient mit einem einfachen, von der Krankenkasse bezahlten Gerät zu Hause durchführen (Einstellung und Anleitung zuvor stationär in der Spezialklinik).

Bei Anomalien im Nasen-Rachen-Bereich ist u. U. eine HNO-ärztliche operative Therapie notwendig.

Erkennung und Behandlung eines obstruktiven Schlaf-Apnoe-Syndroms sind deshalb so wichtig, da die Erkrankung über das Hochdruckrisiko hinaus mit einer erhöhten Sterblichkeit belastet ist. Ein obstruktives Schlaf-Apnoe-Syndrom findet sich besonders häufig bei Männern zwischen 40 und 50 Jahren. Der (Ehe-)Partner hat in diesem Zusammenhang die wichtige Aufgabe, den Schnarcher bzw. dessen Hausarzt auf diese Situation hinzuweisen, damit die notwendigen Maßnahmen durchgeführt werden können.

Der zuckerkranke Hochdruckpatient

Übergewicht begünstigt das Vorkommen von Bluthochdruck und Zuckerkrankheit (Diabetes mellitus Typ II = Erwachsenentyp). Daher kommen beide Krankheiten auch gehäuft zusammen vor. Außerdem kann eine langjährige Zuckerkrankheit (jugendlicher Diabetes mellitus vom Typ I = insulinpflichtiger Diabetes mellitus, auch Diabetes mellitus vom Typ II) durch Schädigung der Nieren die Entstehung einer arteriellen Hypertonie bewirken.

Hoher Blutdruck, Diabetes mellitus Typ II und eine Störung des Fettstoffwechsels kommen zusammen erbanlagebedingt besonders bei adipösen (übergewichtigen) Patienten vor, bei denen gleichzeitig auch die Wirkung von Insulin abgeschwächt ist (sog. Insulinresistenz). Die Folge ist eine reaktive Mehrproduktion von Insulin durch die Bauchspeicheldrüse, was über komplexe Mechanismen wiederum die arterielle Hypertonie verstärkt und diese schlechter behandelbar macht. Dieses spezielle Zusammentreffen der genannten Erkrankungen wird als metabolisches Syndrom bezeichnet. Eine Normalisierung des Körpergewichts führt dabei zu einer deutlichen Verbesserung aller krankhaften Veränderungen; die Stoffwechselstörungen und der Bluthochdruck werden außerdem besser behandelbar.

Gerade bei Patienten mit Diabetes mellitus und arterieller Hypertonie ist auf eine besonders intensive Blutdrucksenkung (aber auch auf eine gute Einstellung der Zuckerkrankheit) zu achten, da sich die Schädigungen durch beide Risikofaktoren potenzieren, besonders an der Niere.

Die Behandlung hohen Blutdrucks bei Diabetes mellitus erfolgt nach den auch sonst üblichen Richtlinien und Prinzipien. Allerdings sind einige Besonderheiten zu beachten.

Die Diuretika/Saluretika verschlechtern den Zuckerstoffwechsel, vor allem wenn es zu einem Kaliummangel des Körpers kommt. Eine niedrige Dosierung dieser Substanzen und Kontrollen gerade des Kaliumspiegels sind notwendig. Ein eventueller Kaliummangel ist zu vermeiden (z. B. durch Hinzugabe kaliumsparender Saluretika oder von ACE-Hemmern). ACE-Hemmer haben sich zur Behandlung der arteriellen Hypertonie bei diabetischen Patienten überhaupt als äußerst nützlich erwiesen. Nach den bisher vorliegenden Befunden gilt diese Aussage auch für die AT$_1$-Rezeptoren-Blocker.

Erfolgt eine Behandlung mit Betarezeptorenblockern, so sollten Patienten mit Diabetes mellitus (vor allem insulinpflichtige Patienten) nur einen Beta-1-selektiven Betarezeptorenblocker erhalten. Diese Beta-1-selektiven Betarezeptorenblocker sind weitgehend herzspezifisch (kardioselektiv) und beeinträchtigen vor allem nicht die körpereigene Gegenregulation bei Unterzuckerung (Hypoglykämie). Aus diesem Grund sollten Patienten mit Diabetes mellitus heute nur noch Beta-1-selektiv behandelt werden. Diese Patienten müssen aber wissen, dass bei möglicher Unterzuckerung ein beschleunigter Herzschlag (Puls) als Warnhinweis des Körpers nicht auftreten kann, sondern der Anstieg der Herzfrequenz durch die Hypoglykämie im Rahmen der „normalen" Herzfrequenzbreite erfolgt. Unruhe und Schwitzen bleiben aber als Warnsymptome erhalten. Die frühzeitige Selbstkontrolle des Blutzuckers oder, wenn diese gerade nicht möglich ist, die rechtzeitige Zufuhr von Zuckerstoffen muss durch entsprechende Ausrüstung bzw. Vorbereitung gewährleistet sein.

Patienten mit arterieller Hypertonie und Diabetes mellitus können durch Selbstmessung von Blutdruck und Blutzucker sehr zur Optimierung ihrer Behandlung beitragen und ihren Hausarzt unterstützen. Dadurch verbessern sie vor allem ihr eigenes Lebensschicksal. Als Therapieziel der Hochdruckbehandlung gilt für diese Patienten heute ein Blutdruck von unter 130/80 mmHg, idealerweise sogar von unter 120/80 mmHg.

Der krisenhafte Blutdruckanstieg – wie soll sich der Patient verhalten?

Von einem krisenhaften Blutdruckanstieg als hypertensiver Notfall sollte nur dann gesprochen werden, wenn er mit klinischen Beschwerden einhergeht: Luftnot durch Blutstau in der Lunge bei mit Blutdruckanstieg auftretender Überlastung der linken Herzkammer, Brustschmerzen (Angina pectoris) bei bestehender Verengung der Herzkranzgefäße, Kopfschmerzen sowie Seh- und Sprachstörungen und u. U. auch Übelkeit mit Erbrechen wie auch Lähmungen und Eintrübung des Bewusstseins bei einer sich im Zusammenhang mit dem zunehmenden Blutdruckanstieg ausbildenden Störung des Gehirns (Hochdruckenzephalopathie). Die absolute Blutdruckhöhe ist in diesem Zusammenhang weniger entscheidend wie ihre negativen Auswirkungen auf den Organismus.

Ein bei Wohlbefinden zufällig gemessener Blutdruck von z. B. 240/140 mmHg ist allein keine hypertensive Notfallsituation bzw. keine hypertensive Krise. Besteht aber eine derartige Blutdruckerhöhung bei gleichzeitig vorliegenden anderen Krankheitsbildern (z. B. akuter Herzinfarkt, Blutung in das Gehirn bzw. in das Schädelinnere, Linksherzversagen, innerer Wandeinriss der Hauptschlagader, Krampfanfall bei Schwangerschaft), so liegt wiederum eindeutig eine hypertensive Notfallsituation vor. Patienten mit zu hohem Blutdruck bzw. mehr oder weniger schnellem Blutdruckanstieg und dadurch bedingten Organkomplikationen wie auch Hypertoniepatienten mit einer Grunderkrankung, welche durch hohen Blutdruck bzw. einen Blutdruckanstieg eine Verschlechterung erfahren, müssen umgehend durch den Notarzt behandelt und ins Krankenhaus transportiert werden.

Zweckmäßig ist es, wenn Sie derartige Situationen *vorsorglich* mit Ihrem Hausarzt besprechen und entsprechende Vorbereitungen treffen (griffbereite Telefonnummer des Notarztes, noch nicht verfallene Medikamente für diesen Notfall bereitlegen bzw. bei sich führen).

Bei Feststellung einer deutlich von der sonst üblichen Blutdrucklage abweichenden Erhöhung (z. B. 240/140 mmHg) und völligem Wohlbefinden sollte der Blutdruck bei ruhigem Verhalten (hinsetzen oder auch mit erhöhtem Oberkörper hinlegen) nach 15 und nach 30 Minuten kontrolliert werden. In der Regel wird der Blutdruck dann auch langsam sinken. Bleibt er jedoch erhöht (über 200/120 mmHg), so sollten Sie umgehend ärztlichen Rat einholen.

Was können Sie bei einer hypertensiven Notfallsituation oder auch bei anhaltender extremer Blutdruckerhöhung weiterhin selbst machen? Bis zum Eintreffen des Arztes können Sie 1–2 Nitrokapseln zerbeißen und schlucken bzw. sich 1–2 Hub Nitrolingual verabreichen.

Medikamentöse Hochdruckbehandlung und Potenzstörungen

Wenn von Potenzstörungen in Zusammenhang mit einer blutdrucksenkenden Behandlung gesprochen wird, so sind in erster Linie Störungen der Versteifung des männlichen Gliedes (Penis) gemeint, sog. Erektionsstörungen bzw. eine erektile Dysfunktion. Weitere Störungen der Sexualfunktion sind abnehmendes Interesse oder Verlangen nach sexuellen Kontakten (Libidoverlust) sowie Beeinträchtigung des Samenergusses beim Mann bzw. der Orgasmusfähigkeit bei der Frau.

Störungen der Sexualfunktion, insbesondere der Erektionsfähigkeit des männlichen Gliedes, liegen recht häufig organische Erkrankungen zugrunde, die durch eine Gefäßschädigung und eine dadurch bedingte Verminderung der Durchblutung der Geschlechtsorgane diese Auswirkung haben. Zu diesen Erkrankungen gehören arterielle Hypertonie, Zuckerkrankheit und andere Risikofaktoren der Gefäßverkalkung (Arteriosklerose). Weiterhin wirken sich Nikotin und überhöhter Alkoholkonsum negativ auf die sexuelle Potenz aus. Auch Beruhigungs- bzw. Schlafmittel sowie Psychopharmaka sind in diesem Zusammenhang zu nennen. Schließlich sind neurologische Erkrankungen und Störungen im Hormonhaushalt diesbezüglich aufzuführen, ebenso seelische Konflikte.

Mit zunehmendem Lebensalter nimmt darüber hinaus die Häufigkeit von Erektionsstörungen (Impotenz) zu: 2–4% bei Männern unter 40 Jahren, 30% bei Männern über 60 Jahren.

Hypertoniepatienten haben nun nicht selten weitere Risikofaktoren der Arteriosklerose (Diabetes mellitus, Fettstoffwechselstörungen, Nikotinkonsum), sodass bei ihnen insgesamt Störungen der sexuellen Potenz gehäuft auftreten können. Wird nun der Blutdruck medikamentös gesenkt, so nimmt natürlich bei entsprechender Vorschädigung der Gefäße die genitale Durchblutung (vorübergehend) besonders ab. Es kommt zu Erektionsstörungen, deren Ursache eigentlich die stärkere Gefäßschädigung ist. Derartige Potenzstörungen verschwinden in der Regel nach einiger Zeit (Wochen bis Monate), da sich der Organismus an das veränderte, d. h. normalisierte Blutdruckniveau in der Regel anpasst. Derartige vorübergehende Potenzstörungen unter blutdrucksenkender Behandlung sind von der Art des verordneten blutdrucksenkenden Medikaments unabhängig. Substanzspezifisch ausgelöste Potenzstörungen finden sich nun besonders häufig unter Antihypertensiva (blutdrucksenkende Medikamente) mit Angriffspunkt am zentralen Nervensystem (Reserpin, Clonidin und seine Abkömmlinge, Alpha-Methyldopa). Von den zeitgemäßen blutdrucksenkenden Substanzen (Betarezeptorenblocker, gefäßerweiternde Mittel = Vasodilatatoren, Saluretika/Diuretika) führen die Saluretika/Diuretika, vor allem bei zu hoher Dosierung, am häufigsten zu Potenzstörungen (bis zu 20%). Unter der Behandlung mit der neueren antihypertensiven Substanzgruppe der At_1-Rezeptoren-Blocker sind am wenigsten bleibende Potenzstörungen beobachtet worden. Wiederholt wurde sogar von einer Verbesserung der Sexualfunktion berichtet.

Entgegen der lange Zeit von der konkurrierenden pharmazeutischen Industrie verbreiteten Ansicht finden sich unter Betarezeptorenblockade keineswegs häufiger Potenzstörungen. Betarezeptorenblocker und die Vasodilatatoren bewirken zu etwa 3–5% Potenzstörungen mit unterschiedlicher individueller Ausprägung. Daher kann ein Substanzwechsel innerhalb dieser Präparategruppen im Einzelfall sinnvoll sein. Auch Einflüsse anderer Medikamente sind zu bedenken. Sie sollten Fragen und Probleme der Sexualfunktion offen mit Ihrem Hausarzt besprechen. Nur so kann in den meisten Fällen diesbezüglich geholfen werden. Hören Sie gegebenenfalls aber mit dem Rauchen auf und schränken Sie einen eventuellen regelmäßigen Alkoholkonsum ein. Bedenken Sie

auch, dass eine notwendige blutdrucksenkende Medikamenteneinnahme in der Regel nicht die entscheidende Ursache von Potenzstörungen ist, zum Erhalt Ihrer Gesundheit aber unverzichtbar ist.
Auf sog. freikäufliche „Wundermittel" zur Potenzverbesserung
sollten Sie nicht setzen. Der Kauf derartiger Anpreisungen hilft in
der Regel nur dem Hersteller bzw. dem Vertreiber.

Ein seriöses Therapieprinzip sind in diesem Zusammenhang
Substanzen wie Sildenafil (Viagra), Tadalafil (Cialis), Vardenafil
(Levitra) und andere. Sie bewirken eine Erschlaffung der glatten
Muskulatur in den Schwellkörpern des männlichen Gliedes und
steigern so die Erektionsbereitschaft. Vermittelt wird diese Wirkung durch das körpereigene Stickstoffmonoxyd (NO), welches
generell gefäßerweiternd wirkt. Patienten mit eingeengten Herzkranzgefäßen (koronare Herzkrankheit) nehmen recht häufig Ni-
tropräparate bzw. Nitrosprays oder das ähnlich wirkende Molsido-
min ein. Diese Substanzen wirken als NO-Spender (NO-Donato-
ren), und ihre Wirkung kann sich daher mit der Wirkung von
Viagra und vergleichbar wirkenden Substanzen addieren, sodass
ein gefährlicher Blutdruckabfall resultieren kann. Ein derartiger
Blutdruckabfall kann auch bei Hypertoniepatienten mit einer antihypertensiven Kombinationsbehandlung oder einer diuretischen/
saluretischen Therapie auftreten.

In all diesen Situationen sollten also Viagra und vergleichbar
wirkende Substanzen nicht eingenommen werden. Eine Alternative
kann dann die Schwellkörperautoinjektionstherapie sein. Neuerdings kann in diesen Fällen auch MUSE (= medikamentöses ure-
thrales System zur Erektion, d.h. die Einbringung von Prostaglan-
din E_1 in die Harnröhre) zur Anwendung kommen. Der Patient
sollte diese Frage mit seinem Hausarzt oder Urologen besprechen.

Bei möglicher Einnahme von Viagra, Cialis, Levitra oder anderen vergleichbar wirkenden Substanzen sollte in niedriger Dosis
begonnen werden, um Wirkung und Verträglichkeit festzustellen.
Bei Auftreten von Schwindel oder Unwohlsein sollten Sie sich sofort hinlegen und die Beine hochlagern. Kommt es nach Einnahme dieser Substanzen zu Herzschmerzen und wird dann gewohn-
heitsgemäß Nitrolingual bzw. Nitrospray genommen, kann es zu
einem lebensgefährlichen Blutdruckabfall kommen. In einer derartigen Situation sollte sich der Patient hinlegen, die Beine sollten

hochgelagert werden, und es muss umgehend der Notarzt geholt werden. Von Todesfällen in derartigen Situationen ist bereits berichtet worden.

9 Verhaltensweisen im Alltag, im Beruf und in der Freizeit

Regeln für den Saunabesuch

Der durch eine entsprechende Therapie gut antihypertensiv (blutdrucksenkend) behandelte Hochdruckpatient ohne schwerwiegende Organerkrankungen darf in die Sauna gehen, sollte jedoch anschließend das kalte „Abschrecken" und auch das Tauchbecken meiden.

Voraussetzungen für den Saunabesuch des Hochdruckkranken sind also, dass er durch die Behandlung einen normalen Blutdruck und keine Herzschwäche (Herzinsuffizienz), keine Verengung der Herzkranzarterien (koronare Herzkrankheit) und keine wesentliche Einschränkung der Nierenfunktion (Niereninsuffizienz) hat. Auch ein überstandener Schlaganfall schließt einen Saunabesuch in der Regel aus. Der gleichsam „gesunde Hochdruckpatient" mit normalisiertem Blutdruck aber darf saunen. Die trockene Hitze entzieht über das Schwitzen (etwa 0,5 bis 1,0 Liter Schweiß bei einem Saunagang von 8–12 Minuten) dem Körper Wasser und Kochsalz, vergleichbar einer Therapie mit Saluretika/Diuretika.

Individuell sollte der Patient mit seinem Hausarzt daher besprechen, ob er am Tag des Saunabesuchs eine eventuelle saluretische/diuretische Behandlung auslassen kann.

Als nicht komplett gesunder Mensch sollte der saunageeignete Hochdruckpatient die Zeitdauer des Saunabesuchs nur langsam steigern, bis zu einer Maximaldauer von 12–15 Minuten. Die Zahl von 1–2 Saunabesuchen pro Woche sollte nicht überschritten werden.

Im Anschluss an die „Schwitzphase" des Saunabesuchs kommen die Abkühlungsmaßnahmen. Diese unterscheiden sich bei Hochdruckpatienten sehr deutlich von den Möglichkeiten, die komplett gesunde Menschen wahrnehmen können.

Grundsätzlich reagiert der Körper auf einen Kältereiz mit einer abrupten Zusammenziehung der Blutgefäße, und dadurch kommt es zu einem plötzlichen Blutdruckanstieg. Dieser Effekt wird durch Eintauchen in ein Tauchbecken noch verstärkt, da durch den Wasserdruck auf den Körper das Blut in den Brustkorb getrieben wird, mit der Folge, dass das Herz stärker gefüllt wird und seine Pumpleistung steigert (sofern das Herz gesund ist!). Der gesteigerte Blutauswurf durch das gesunde Herz und die gleichzeitige Engstellung vor allem der kleinen Arterien (Arteriolen) lassen den vormals normalen Blutdruck stark ansteigen. Dieser Anstieg kann bei Hypertoniepatienten noch ausgeprägter sein, zudem bei meist schon erhöhtem Ausgangsniveau, sodass Herz und Gefäße noch stärker beansprucht werden, mit der Gefahr aktueller Komplikationen (Herzversagen, Herzinfarkt, Schlaganfall). Deshalb sind derartige Abkühlungsmaßnahmen für den Hochdruckkranken ungeeignet, weil sie für ihn besonders gefährlich sind.

Der Hypertoniepatient sollte sich in der Form abkühlen, dass er mit Wasser von Körpertemperatur unter der Dusche beginnt und dann die Wassertemperatur innerhalb eines Zeitraums von etwa 10–15 Minuten allmählich auf Raumtemperatur herunterreguliert. Anschließend kann der Patient während der Ruhepause bei Raumtemperatur dann die eventuell noch vorhandene Überwärmung abgeben, damit er nicht nachschwitzt.

Regeln für den Kraftfahrer

Bei Patienten mit Bluthochdruck kann in zweifacher Hinsicht die Verkehrssicherheit eingeschränkt oder gar aufgehoben sein:
■ Die arterielle Hypertonie kann zu Komplikationen und Folgekrankheiten (z.B. Herzschwäche, Schlaganfall) führen, vor allem wenn sie unbehandelt bzw. nicht ausreichend behandelt ist.
■ Zu Beginn, aber auch während einer medikamentösen Hochdrucktherapie kann die Befindlichkeit des Patienten gestört werden.

Beide Situationen stellen für die Hypertoniepatienten gegebenenfalls eine Beeinträchtigung ihrer Verkehrssicherheit dar, und zwar sowohl in Bezug auf eine Selbst- als auch auf eine Fremdgefährdung.

Jedem neuen als auch alten Verkehrsteilnehmer muss daher die Höhe seines Blutdrucks bekannt sein. Der Blutdruck ist eine unverzichtbare Messgröße des Verkehrstauglichkeitsattests, denn bereits bei dauernd über 100 mmHg erhöhten diastolischen Blutdruckwerten ist die individuelle Fahrtüchtigkeit infrage gestellt. Berufskraftfahrer, vor allem im Personenverkehr, gelten bei einem derartigen Blutdruckwert bereits als fahruntauglich. Berufspilot schließlich kann nur eine Person werden, die ohne Behandlung ständig einen normalen Blutdruck hat.

Behandelte Hypertoniepatienten mit anhaltender Blutdrucknormalisierung (idealerweise mittels ambulanter 24-Stunden-Blutdruckmessung objektiviert) sind dagegen fahrtauglich und -tüchtig, sofern schwerwiegende Folgen des hohen Blutdrucks (z. B. Zustand nach Schlaganfall) nicht vorliegen. Einzelheiten finden sich in den Begutachtungsleitlinien des „Gemeinsamen Beirats für Verkehrsmedizin beim Bundesministerium für Verkehr und beim Bundesministerium für Gesundheit" (erschienen in Bonn, August 1996). Die „Deutsche Hochdruckliga" hat 7 Regeln für Kraftfahrer mit hohem Blutdruck aufgestellt (Tabelle 9.1.).

Tabelle 9.1. 7 Regeln für Kraftfahrer mit hohem Blutdruck

■ Kein Alkoholgenuss vor oder während der Fahrt

■ Nie zusätzlich zu blutdrucksenkenden Medikamenten Beruhigungsmittel oder stärkere Schmerzmittel einnehmen

■ Meiden von Sauerstoffmangel: im Fahrzeug nicht rauchen

■ Plötzliche körperliche Anstrengungen bei Pannen und beim Laden vermeiden

■ Regelmäßig alle 2 Stunden eine Fahrpause einlegen

■ Sofortige Fahrtunterbrechung bei Konzentrationsschwäche, Reizbarkeit oder Minderung des Wohlbefindens

■ Bei neuentdecktem oder schwerem Hochdruck, Wechsel des Arzneimittels oder Änderung der Dosis: unbedingt mit dem behandelnden Arzt über Kraftfahrtauglichkeit sprechen

Zu Beginn einer medikamentösen Hochdrucktherapie kann es nun zu vorübergehenden Störungen der Befindlichkeit des Patienten kommen (Abgeschlagenheit, Müdigkeit, Konzentrationsstörungen, Schwindelgefühl und anderes), da sich der Organismus individuell unterschiedlich schnell an das gesenkte Blutdruckniveau erst anpassen muss. Daher sollte in dieser Phase der Hochdruckbehandlung auf die aktive Verkehrsteilnahme so lange verzichtet werden, bis bei stabil normalen Blutdruckwerten die Befindlichkeit wieder weitgehend ungestört ist. Ähnliches gilt natürlich auch bei einer Änderung der Behandlung. Die Blutdruckselbstmessung ist in derartigen Situationen geradezu notwendig, und zwar auch im Stehen, um eine Überbehandlung früh genug zu erkennen. Die enge Kooperation mit dem behandelnden Arzt ist eine weitere Notwendigkeit.

Schließlich kann die Wirkung der blutdrucksenkenden Medikamente auch durch andere Faktoren und Einflüsse verändert werden, mit entsprechenden Auswirkungen auf die Verkehrssicherheit. So verstärkt Alkoholgenuss u. U. die aktuelle Wirkung der blutdrucksenkenden Medikamente (Antihypertensiva), während ein chronisch überhöhter Alkoholkonsum die Wirkung der Antihypertensiva abschwächen oder aufheben kann. Auch Psychopharmaka und Schlaf- sowie Beruhigungsmittel können die Wirkung der blutdrucksenkenden Medikamente verstärken, mit evtl. negativer Auswirkung auf die Fahrtüchtigkeit.

Manche Schmerzmittel und auch Nikotin wiederum wirken den Antihypertensiva entgegen. Derartige Interaktionen wird der behandelnde Arzt mit seinem Hochdruckpatienten besprechen bzw. dieser sollte danach fragen. Entsprechend den möglichen Auswirkungen sollte bzw. muss sich der kraftfahrende Hypertoniepatient dann verhalten.

Ebenso kann durch klimatische Einflüsse (z. B. große Hitze, Klimawechsel) oder neu auftretende Erkrankungen (Fieber!) die Wirkung der Antihypertensiva verstärkt bzw. verändert sein und dies die Verkehrssicherheit gefährden. Die große Bedeutung der Blutdruckselbstmessung zur rechtzeitigen Erkennung derartiger Ereignisse wird unschwer verständlich.

Der Hypertoniepatient, vor allem der medikamentös behandlungsbedürftige Patient, kann also durch ein entsprechendes Verhalten (z. B. Einschränkung des Alkoholkonsums, Nikotinverzicht,

Blutdruckselbstmessung, ärztliche Beratung) eine Einschränkung seiner Verkehrstüchtigkeit weitgehend vermeiden.

Vor allem bei längeren Autofahrten sollte er außerdem auf die Einhaltung von Erholungsphasen achten (alle 2–3 Stunden eine Pause von mindestens 20 Minuten) und für eine ausreichende Flüssigkeitszufuhr Sorge tragen.

Schichtdienst und medikamentöse Hochdrucktherapie

Vorab ist festzustellen, dass Schichtdienst für die Hochdruckpatienten *nicht* die ideale Tätigkeitsform ist und daher nach Möglichkeit vermieden werden sollte. Ist dies jedoch nicht realisierbar, so erfordert die Hochdrucktherapie eine besonders intensive Überwachung. Die Blutdruckselbstmessung ist unverzichtbar, damit der behandelnde Arzt das geeignete blutdrucksenkende Behandlungsprinzip individuell festsetzen und auch anpassen kann.

Folgende Gesichtspunkte sind nun in diesem Zusammenhang grundsätzlich zu beachten.

Die Blutdruckregulation passt sich unabhängig von der Tageszeit an die geistige und körperliche Aktivität des Menschen an. Das bedeutet, dass sich bei einer Arbeitsweise mit Schichtdienst das Blutdrucktagesprofil des betroffenen Menschen sofort entsprechend anpasst: Mit Beginn der Nachtschicht steigen die Blutdruckwerte analog zum sonst üblichen Tagesblutdruck an, während der anschließenden Schlafphase am Tage erreichen die Blutdruckwerte das sonst nachts übliche tiefe Niveau.

Daher sollte bei täglicher Einmaldosierung die blutdrucksenkende Behandlung entsprechend verschoben werden, d. h., die sonst morgens erfolgende Einnahme ist auf den Beginn der Aktivitätsphase am Abend zu verschieben. Gegebenenfalls ist in der Umstellungsphase von der Tag- zur Nachtschicht und umgekehrt die Hälfte der regulären Tagesdosis vorweg- bzw. nachzunehmen.

Bei zwei- oder mehrmaligen Einnahmeintervallen pro Tag wird mit Beginn der Nacht- bzw. Tagschicht einfach das übliche Einnahmeschema beibehalten (s. auch „Urlaub/Reisen").

Was muss der Hochdruckpatient im Urlaub und auf Reisen (einschließlich Flugreise und Gebirgsaufenthalt) beachten?

Idealerweise sollte der Urlaub eines jeden Menschen mindestens einmal im Jahr zusammenhängend eine Dauer von 3 Wochen (und mehr) haben und erholungsbetont gestaltet werden.

Dieses gilt im besonderen Maße für Hochdruckkranke. Die körperliche Aktivität sollte im Urlaub nicht stärker als im Alltag üblich sein. Der anhaltende Erholungswert eines „Abenteuer"-Urlaubs ist sicher gering. Ein rascher Wechsel von Zeit- und Klimazonen bedeutet schon für einen völlig gesunden Menschen eine große physische Belastung mit besonderen Anforderungen an die Herz-Kreislauf-Regulation. Eine hohe Luftfeuchtigkeit und hohe Temperaturen stellen in diesem Zusammenhang eine große Anforderung an die körpereigenen Regulationsmechanismen dar.

Aus diesen Gründen sollten Patienten mit nicht ausreichend behandelter arterieller Hypertonie, insbesondere und auf jeden Fall Hochdruckkranke mit schwerer oder gar maligner arterieller Hypertonie, auch Hochdruckkranke mit schweren Organkomplikationen (Herzschwäche, Schlaganfall, Herzkranzgefäßverengung), derartige touristische Unternehmungen nicht durchführen.

Diese Patientengruppen sollten auch nicht ins Hochgebirge (über 2500/3000 m über dem Meeresspiegel) reisen oder eine Flugreise unternehmen, da die heutigen Verkehrsflugzeuge einen Kabinenluftdruck haben und halten (selbst bei Flughöhen von 10 000 m und mehr), der einer Höhe von etwa 2000/2500 m über dem Meeresspiegel entspricht.

Der gut antihypertensiv behandelte Hochdruckpatient ohne schwerwiegende Organkomplikationen ist aber flugtauglich. Vor einer größeren Reise bzw. Flugreise sollte er sich jedoch einer ärztlichen Untersuchung und Beratung unterziehen. Eventuell sind ein Belastungs-EKG, eine Langzeit-EKG, eine Echokardiographie (Ultraschalluntersuchung des Herzens) und zur ganz sicheren Therapiebeurteilung eine ambulante 24-Stunden-Blutdruckmessung notwendig.

Die Blutdruckselbstmessung ist in diesem Zusammenhang sehr nützlich, ja eigentlich unumgänglich.

Bei Auslandsreisen sollte die gesamtnotwendige Menge der blutdrucksenkenden Medikamente mitgenommen werden. Mehrere Tagesrationen sind im Handgepäck mitzunehmen, da das große Reisegepäck manchmal verzögert ankommt.

Die Medikamenteneinnahme sollte bei Reisebeginn wie gewohnt begonnen werden, ist dann aber bei verschobenen Zeitzonen der neuen Situation anzupassen. Reisen nach Westen verlängern den Tag, bei Reisen nach Osten wird der Tag dagegen kürzer. Das bedeutet, dass Medikamente, die täglich einmal bzw. zweimal einzunehmen sind, zusätzlich nachdosiert oder aber weniger eingenommen werden sollten, um danach mit der üblichen Tagesdosis in der neuen Zeitzone tagesablaufgerecht weiterbehandeln zu können. Verlängert sich in diesem Zusammenhang der Tag um weniger als 6 Stunden, beträgt die Zwischendosis ein Viertel, bei mehr als 6 Stunden die Hälfte der sonst üblichen Tagesdosis. Verkürzt sich der Tag um weniger als 6 Stunden, so wird bei dem bisher üblichen Einnahmeintervall die Zwischendosis auf die Hälfte reduziert, bei einer Verkürzung um über 6 Stunden auf ein Viertel. Bei Medikamenten, die wegen einer kürzeren Wirkdauer 3- bis 4-mal täglich einzunehmen sind, erübrigt sich dieses Vorgehen. Sie sollten alle 8 Stunden bzw. alle 6 Stunden weiter eingenommen werden wie bisher.

Medikamente mit sehr langer Wirkdauer, z. B. Digitoxin, werden unabhängig von der Zeitzonenverschiebung mit dem „neuen" Morgen weiter wie bisher eingenommen.

Nochmals sei auf die Nützlichkeit der Blutdruckselbstmessung zur Kontrolle und Steuerung der antihypertensiven Therapie gerade anlässlich derartiger Situationen hingewiesen.

In tropischen Klimazonen ist es generell notwendig, dem durch Schwitzen im Rahmen der Thermoregulation bedingten verstärkten Flüssigkeits- und Kochsalzverlust entgegenzuwirken. In der Regel stellt das gesteigerte Durstgefühl ein Regulativ dar. Auf jeden Fall sollte soviel getrunken werden, dass eine ausreichende Urinausscheidung (etwa 1 1/2 Liter pro Tag) zustande kommt. Gleichzeitig ist auf eine ausreichende Kochsalzzufuhr durch entsprechende Speisen bzw. Zusalzen zu achten. Für den Hypertoniepatienten kann das bedeuten, dass vorübergehend eine saluretische/diuretische Therapie entbehrlich ist.

Ihr Hausarzt kann Sie bei all diesen Fragen beraten. Unter Umständen wird er in Zusammenarbeit mit einem Vertragsarzt der entsprechenden Luftverkehrsgesellschaft speziell über Ihre Flugtauglichkeit entscheiden. Allgemein ist jedoch wichtig, dass sich der Hochdruckpatient in all diesen Fragen und Situationen „vernünftig" verhält. So ist festzustellen, dass eine Person im Urlaub nicht gesünder und leistungsfähiger ist als im alltäglichen Leben. Unvertretbar und unverantwortlich ist es, am Freitagnachmittag nach erfolgtem letzten Arbeitstag eine zehnstündige oder noch länger dauernde Autofahrt in das Urlaubsgebiet anzutreten. Die 10 Grundregeln für Hochdruckpatienten (s. S. 97) gelten auch für den Urlaub.

■ Welche Sportarten sind für den Hochdruckpatienten geeignet?

Es stellt sich die Frage, welchen Einfluss regelmäßige körperliche Betätigung in Abhängigkeit von der gewählten Sportart auf die Blutdrucksenkung hat bzw. ob sie sogar in der Lage ist, die Entwicklung eines Hochdrucks zu verhindern. Während einer körperlichen Belastung kommt es bei jedem Menschen zu einem Anstieg des systolischen Blutdrucks als Folge einer Zunahme des Auswurfvolumens des linken Herzens. Dieser Blutdruckanstieg ist jedoch beim Hochdruckpatienten stärker ausgeprägt, weil der schon in Ruhe erhöhte Gefäßwiderstand in der Peripherie während einer kurzfristigen Belastung nicht adäquat gesenkt werden kann. Hierdurch bedingt steigt dann auch der diastolische Blutdruck unter Belastung an. Nach längeren dynamischen Ausdauerbelastungen

(Bewegung über 15 Minuten) kommt es auch bei untrainierten Hochdruckkranken zu einem bis zu einer Stunde nachweisbaren Blutdruckabfall (Folge einer stoffwechselbedingten, anhaltenden Gefäßweitstellung). Regelmäßiges Ausdauertraining (dynamische Sportarten, z. B. schnelles Gehen, Langlaufen, Radfahren) kann eine bleibende Senkung des peripheren Gefäßwiderstands als Anpassung an die wiederholten Vasodilatationen (Gefäßweitstellungen) bewirken. Wahrscheinlich ist auch eine vegetative Umstellung im Sinne einer verminderten Sympathikusreaktion hierbei beteiligt. Die zu erzielenden Blutdrucksenkungen (unter Berücksichtigung der Ruheblutdruckwerte) entsprechen in etwa den mit einer kochsalzarmen Diät erreichbaren und sind im Vergleich zur medikamentösen Behandlung geringer ausgeprägt. Ruheblutdruckwerte werden gering, Belastungswerte dagegen deutlich abgesenkt. Diese Wirkungen sind unabhängig von einer Gewichtsabnahme zu beobachten. Bei Training von Kraft und Schnelligkeit (isometrische Belastungen) muss dagegen mit einem überproportionalen Blutdruckanstieg gerechnet werden.

Zusätzliche blutdrucksenkende Wirkungen sind zu erwarten durch Verminderung des Körperfettanteils (Gewichtsabnahme) sowie vermehrten Wasser- und Kochsalzverlust durch Schweiß. Hervorzuheben ist, dass aerobes Ausdauertraining weitere positive Effekte hat, die zu einer Verminderung des atherogenen Risikos (Verkalkungsrisiko der Gefäße) beitragen können. Die Spiegel der sog. guten Anteile der Cholesterine (Blutfette), die HDL-Cholesterine im Blutserum, steigen an, die Kohlenhydratverwertung und die Fließeigenschaften des Blutes werden verbessert, und schließlich senkt die gesteigerte muskuläre Leistungsfähigkeit auch den Sauerstoffverbrauch des Herzmuskels infolge verminderter Herzarbeit.

Sport ist nicht wie andere Allgemeinmaßnahmen mit dem Makel des Verzichts auf vermeintliche Lebensgenüsse belastet, sondern belohnt durch eigenständige Erfolgserlebnisse. Sport in geselliger Runde kann psychosoziale Überlastungen abbauen helfen. Durch ein regelmäßiges körperliches Übungs- und Trainingsprogramm kommt es zur Erhaltung der Koordination sowie von Kraft und Ausdauer, dadurch kann die Leistungsfähigkeit für Alltag, Beruf und Freizeit erhalten und verbessert werden. Im Einzelfall ist jedoch zu prüfen, welche körperlichen Belastungen in Abhängigkeit vom Schweregrad des Hochdrucks medizinisch vertretbar sind. Geeignete Übungs- und Trainingsprogramme sollten in jedem Fall nur nach ärztlicher Untersuchung und Beratung festgelegt werden. Zur Überprüfung der Belastbarkeit gehören eine allgemeine ärztliche Untersuchung, um generelle Kontraindikationen für körperliche Belastungen (insbesondere am Stütz- und Bewegungsapparat) festzustellen bzw. auszuschließen, ein Ruhe-EKG und ein EKG unter Ergometerbelastung mit gleichzeitiger Blutdruckmessung (zum Ausschluss krankhafter Veränderungen). Bei krankhaftem Ausfall dieser Untersuchungen werden im Einzelfall weitergehende Untersuchungen ärztlicherseits notwendig sein. Bei körperlichem Training von Hochdruckpatienten sind dynamische körperliche Belastungen mit gleichmäßiger Intensität zu bevorzugen. Kraftsport, Pressatmung und Wettkampf sollten weitgehend vermieden werden. Besonders günstig sind alle Sportarten, bei denen es während der körperlichen Belastung nicht zu einem wesentlichen Blutdruckanstieg kommt. Je höher der Krafteinsatz bei der Belastung ist, umso mehr werden die Blutgefäße durch die Muskulatur zusammengedrückt, der Widerstand in den Gefäßen steigt an und damit auch der Blutdruck. Unter den Ausdauersportarten sind daher besonders solche als günstig einzustufen, die mit geringem Krafteinsatz einhergehen, wie Laufen oder Skilanglaufen, in etwas geringerem Maße auch Radfahren in der Ebene. Empfehlenswerte und nichtempfehlenswerte Sportarten s. Tabelle 9.2. Eine Kreislaufbelastung wird generell nur dann wirksam, wenn sie bestimmte Reizschwellen überschreitet. Die Belastung muss lange genug, intensiv genug und häufig genug durchgeführt werden. Wenn sie weniger als 50% der Leistungsfähigkeit beansprucht, bleibt sie trainingsunwirksam. Optimal sollte die Belastung im Bereich von zwei Drittel der individuellen maximalen Belastungsfähigkeit liegen.

Faustregel: Trainingsherzfrequenz (Herzschläge pro Minute) gleich 180 minus Lebensalter (entsprechend etwa 50–60% der maximalen Leistungsfähigkeit). Diese Faustregel gilt nicht für diejenigen Patienten, die unter der Behandlung mit einem Betablocker (s. S. 53) stehen. Bei ihnen ist die Herzfrequenz um 10–15% niedriger anzusetzen. Auch eine Belastung, die zu kurz durchgeführt wird, bleibt reizunwirksam. Das Minimum liegt bei 5–10 Minuten,

Tabelle 9.2. Empfehlenswerte und nicht empfehlenswerte Sportarten für Patienten mit Hypertonie

---

Als gut steuerbare, dynamische Sportarten mit Beteiligung großer Muskelgruppen **sind geeignet:**

- schnelles Gehen, Langlaufen, Jogging
- Radfahren
- Schwimmen (mit gewissen Einschränkungen, da nicht blutdrucksenkend)
- Wanderrudern, Paddeln

- Bergwandern
- Golf
- Skilanglauf
- zu Hause:
  Fahrradheimtrainer

Weniger günstig, da schlecht steuerbar
(Belastungsspitzen kaum vermeidbar/Pressdruck)

- Tennis
- Tischtennis

- Squash
- Skifahren (Touren)

Wegen starker, überwiegend isometrischer Kraftentwicklung und Pressdruck werden **nicht empfohlen:**

- Hantelübungen (Bodybuilding)
- Expanderübungen
- Stoßen von Gewichten
- Stoßen von Medizinbällen
- Kegeln

- Wildwasserkajak
- Tauchen
- Klettern am Berg
- Bogenschießen,
  Schießen

Viele Übungen aus der herkömmlichen Gymnastik sind bei Hypertonie **ungünstig**:

- Kniebeugen
- Übungen zur Stärkung der Bauch- und Rückenmuskulatur
- Liegestütze

Von den Übungen auf Trimmpfaden sind **nicht empfehlenswert**:

- Seilklettern
- Klimmzüge
- Bankspringen

Dringend abzuraten:
Gewichtheben, Ringen, Boxen, Turnen, Wettkampfrudern, Sportkegeln, Kraftsportarten in der Leichtathletik

Entsprechend den Empfehlungen der „Arbeitsgruppe Sportmedizin der Deutschen Gesellschaft für Herz- und Kreislaufforschung" und dem „Deutschen Sportärztebund" das Optimum bei 30–40 Minuten. Nur solche Belastungen führen zu Trainingseffekten, die mindestens 2-, besser 3-mal pro Woche ausgeführt werden. Das Optimum der Ausdauerbelastung für den Hochdruckkranken sieht daher wie folgt aus:

■ Täglich etwa eine halbe Stunde laufen mit einer Pulsschlagzahl am Ende der Belastung von 180 minus Lebensalter. Ein 70-Jähriger sollte also beispielsweise nach seinem Lauf eine Pulsschlagzahl von 110, der 60-Jährige von 120 erreichen usw. Patienten mit Herzrhythmusstörungen (z. B. Vorhofflimmern mit absoluter Arrhythmie) sollten mit ihrem Hausarzt Rücksprache halten.

Grundsätzlich muss noch einmal darauf hingewiesen werden, dass es keine für den Hochdruckpatienten völlig geeignete oder auch ungeeignete Sportart gibt. Es gibt nur im Einzelfall mehr oder weniger günstige Belastungsformen. Je leichter der Hochdruck ist und je kürzer er besteht, umso mehr können sportliche Betätigungen erlaubt werden. Je schwerer der Hochdruck und je größer möglicherweise schon eingetretene Schädigungen an den Organen sind, umso strenger sind die entsprechenden Richtlinien einzuhalten.

Ein Hochdruckpatient, der unter einer blutdrucksenkenden medikamentösen Therapie steht, muss diese bei Aufnahme von körperlichem Training weiterführen. Im Einzelfall ist es angebracht, die Effektivität der medikamentösen Behandlung im Belastungstest zu überprüfen. Mit zunehmendem körperlichen Training kann versucht werden, die Medikation zu reduzieren. Auch psychischer Stress lässt den Blutdruck beim Sport teilweise ganz erheblich ansteigen. Dies ist besonders bei Spielsportarten wie Tennis, Tischtennis, Squash und Badminton der Fall, aber auch bei Fußball, Handball, Volleyball usw. Bei diesen Sportarten kommt es darüber hinaus häufig zu einer übergroßen Motivation. Viele Hochdruckkranke leiden, wie bereits gesagt, unter Verkalkungen der Herzkranzgefäße. Stärkere Blutdruckanstiege können dann zu gefährlichen Herzrhythmusstörungen bis hin zum Herzinfarkt führen. Aber auch hier muss nochmals betont werden, dass es sehr auf den Einzelfall ankommt. Beim Jugendlichen mit geringerem Hochdruck (diastolische Blutdruckwerte unter 105 mmHg) bestehen keinerlei Bedenken, Tennis oder Fußball zu spielen. Man sollte aber zusätzlich auch ein Ausdauertraining empfehlen.

Der blutdrucksteigernde Faktor Kälte spielt vor allem eine Rolle beim Schwimmen in kälterem Wasser, im Zusammenhang mit der Sauna beim Sprung ins kalte Wasser oder auch bei alpinem Skilauf. Nicht selten addieren sich diese verschiedenen Negativfaktoren. So wird beispielsweise der alpine Skilauf bestimmt von hohem Krafteinsatz, Kälte und oft erheblicher psychischer Überstimulation. Die beim Hochdruckpatienten nicht selten vorkommenden Durchblutungsstörungen der Herzkranzgefäße führen darüber hinaus bei dieser Sportart zu einer Gefährdung durch den in der Höhe niedrigeren Sauerstoffdruck in der Luft. Die Höhe an sich ist nicht gefährlich. Der Blutdruck steigt in der Höhe unter Belastung keineswegs höher an als in der Ebene. Wenn also Durchblutungsstörungen in Herzkranzgefäßen noch nicht vorhanden sind, so bestehen bei nicht allzu schwerem Hochdruck keine Bedenken gegen das Skilaufen. Zu den Sportarten, die zu extremen Blutdruckanstiegen führen und daher für den Hochdruckkranken sehr wenig geeignet sind, gehören das Tauchen (wegen des hohen Wasserdrucks), aber auch psychisch sehr stark belastende Sportarten, wie beispielsweise Fallschirmspringen. Tabelle 9.2. soll als Richtlinie für empfehlenswerte und nicht empfehlenswerte Sportarten für den Hochdruckpatienten dienen.

10 Bisher unzureichende Behandlung bei Bluthochdruck – notwendige Konsequenz: die Therapietreue muss zunehmen!

Herz-Kreislauf-Erkrankungen stehen in unserer Gesellschaft nach wie vor an erster Stelle. Auch bei den Todesursachen sind sie leider führend. In diesem Zusammenhang ist Bluthochdruck einer der wesentlichen Gründe für diese Dominanz der kardiovaskulären Erkrankungen und Todesursachen.

Die Folgen eines unbehandelten oder nicht ausreichend behandelten Bluthochdrucks sind bekannt: Es kommt gehäuft zu Herzschwäche, Schlaganfall, Herzinfarkt und Durchblutungsstörungen. Andererseits können durch eine konsequente und anhaltende Behandlung des Bluthochdrucks mit Erreichen konstant normaler Blutdruckwerte diese Komplikationen und Folgekrankheiten der arteriellen Hypertonie vermieden werden, sodass sich die Lebenserwartung dieser Patienten normalisiert.

Nach den neuesten Empfehlungen der Weltgesundheitsorganisation und der „Internationalen Gesellschaft für Bluthochdruck" liegt das Behandlungsziel bei arterieller Hypertonie heute bei einem Gelegenheitsblutdruck unter Ruhebedingungen von unter 130/85 mmHg. Die bisherige Therapie zielte auf das Erreichen von Blutdruckwerten unter 140/90 mmHg ab. Es konnte aber durch große Studien und Untersuchungen belegt werden, dass diese scheinbar geringe weitere Absenkung des Zielblutdrucks eine erhebliche Verbesserung des Schicksals der Hypertoniepatienten bewirkt. Daher werden die behandelnden Ärzte konsequent dieses Therapieziel gemeinsam mit den Patienten anstreben.

Es ist bekannt, dass Hochdruckpatienten viel zum Gelingen ihrer Behandlung beitragen können. Wichtig ist die Beachtung der Allgemeinmaßnahmen, wie das Erreichen von Normalgewicht, die Beschränkung der Kochsalz- und Alkoholaufnahme, Nikotinverzicht und ausreichende körperliche Aktivität. Neben diesen Allgemeinmaßnahmen sind in der Regel aber auch blutdrucksenkende Medikamente regelmäßig und anhaltend einzunehmen, um das Therapieziel zu erreichen. Stichproben und größere Untersuchungen der vergangenen Jahre haben gezeigt, dass der Behandlungsgrad bzw. die Behandlungsgüte bei Bluthochdruck nicht ideal ist. Nur 15–20% der behandelten Hypertoniepatienten erreichen das notwendige Therapieziel (in England offenbar nur weniger als 10%). Dies liegt in erster Linie daran, dass die Therapietreue der Hochdruckpatienten in der Langzeittherapie nachlässt und es dadurch zu einer nicht ausreichenden Blutdrucksenkung kommt. Das Problem der Therapietreue (wissenschaftlich auch Compliance genannt) steht daher vorrangig im Zentrum der ärztlichen Bemühungen. Dabei ist aber die Mitarbeit des Patienten unverzichtbar. Die Blutdruckselbstmessung ist in diesem Zusammenhang von eminenter Bedeutung.

Eine hohe Therapietreue, also die genaue Befolgung der Empfehlungen zur Ernährung und gesunden Lebensweise, und vor allem die regelmäßige Einnahme der Tabletten gegen Bluthochdruck sind die Voraussetzungen dafür, dass der maximale Nutzen einer solchen Behandlung individuell und auch für die Volksgesundheit insgesamt zum Tragen kommt. Wir wissen heute beispielsweise, dass der Schlaganfall als Folge eines nicht oder nicht ausreichend behandelten Bluthochdrucks durch eine optimale Behandlung des Bluthochdrucks praktisch völlig vermieden werden kann.

Patienten mit Bluthochdruck können eine Menge dazu beitragen, dass diese Erkrankung für sie praktisch ohne negative Auswirkungen bleibt. Voraussetzung hierzu ist aber eine große Therapietreue. Diese wird nur zu erreichen sein, wenn der Hochdruckpatient von der Notwendigkeit und dem Nutzen der Behandlung auch überzeugt ist.

Gründe für eine mangelnde Therapietreue sind Vergessen, Bequemlichkeit, Angst vor Nebenwirkungen, durch Beipackzettel verursachte Unsicherheit, mangelnde Aufklärung und schlechte Kommunikation mit dem behandelnden Arzt. Es kommt also grundsätzlich bei der Betreuung und Behandlung von Hochdruckpatienten darauf an, diesen Punkten entgegenzuwirken bzw. diese Vorbehalte auszuräumen.

Die „Deutsche Hochdruckliga" kennt 5 Stufen der individuellen Gesundheitserziehung:
- Aufmerksamkeit wecken,
- Wissen vermitteln,
- Einsicht bewirken,
- zum Handeln bewegen,
- zur Gewohnheit werden lassen.

Es ist also in jedem Einzelfall notwendig, dass der behandelnde Arzt bei Beachtung dieser 5 Punkte bzw. Stadien der Gesundheitserziehung individuell darauf hinwirkt, dass der Patient ausreichend informiert und aufgeklärt ist, sodass die Befolgung der therapeutischen Empfehlungen für ihn zur Gewohnheit wird.

Wichtig ist, dass der Hochdruckpatient nicht eigenmächtig und ohne Rücksprache mit dem behandelnden Arzt die blutdrucksenkende Behandlung verändert oder gar beendet. Sofern sich der Patient nicht ausreichend informiert fühlt oder aufgrund der bekannten Informationen oder Angaben in den Beipackzetteln verunsichert ist, so sollte er hierüber mit dem behandelnden Arzt sprechen. Die heute zur Verfügung stehenden blutdrucksenkenden Medikamente sind so hervorragend untersucht und in ihrem eindeutigen Nutzen objektiviert, dass die Befolgung der ärztlich vorgeschlagenen Therapie jedes theoretisch mögliche Risiko praktisch aufhebt. In seinem ureigensten Interesse sollte der Hochdruckpatient in Zusammenarbeit mit seinem Hausarzt darauf hinwirken, dass sein Blutdruck normal ist. Das heißt heute, dass der Gelegenheitsblutdruck unter Ruhebedingungen unter 130/85 mmHg liegen sollte. Ist dies dauerhaft der Fall, kann der Patient davon ausgehen, dass sein gesundheitliches Schicksal wie bei einem Menschen mit normalem Blutdruck verläuft. Daher sollten Hypertoniepatienten zu einer großen und anhaltenden Therapietreue motiviert werden.

Darüber hinaus würde eine große und anhaltende Therapietreue der Hochdruckpatienten dazu beitragen, dass die Volksgesundheit zunimmt und dadurch die Kosten im Gesundheitswesen abnehmen würden.

In einem Modellversuch des „Zentralinstituts für die Kassenärztliche Versorgung der Bundesrepublik Deutschland" in Zusammenarbeit mit der Deutschen Hochdruckliga konnte gezeigt werden, dass eine Gruppenschulung von Hypertoniepatienten sehr geeignet ist, die Qualität der Hochdruckbehandlung durch Steigerung der Therapietreue zu verbessern. Ein derartiges Behandlungs- und Schulungsprogramm zur Gruppenschulung von Hypertoniepatienten (Gruppe mit 4–6 Patienten, 4 Schulungstermine im Wochenabstand) ist seit kurzer Zeit für Zuckerkranke mit Bluthochdruck auch für die schulenden Arztpraxen abrechnungsfähig. Es ist zu wünschen, dass ein solches Programm recht bald auch für alle Hypertoniepatienten abrechnungsfähig ist, damit „das Hypertonieproblem" flächendeckend und einheitlich intensiv angegangen werden kann.

11 Zehn Grundregeln für den Hochdruckpatienten

Zum Abschluss möchten wir 10 Grundregeln für den Hochdruckpatienten nennen, welche die „Deutsche Liga zur Bekämpfung des hohen Blutdrucks" mit Recht immer wieder hervorhebt.

Die Hintergrundinformationen sowie Einzelheiten zu diesen 10 Leitlinien haben wir in den vorangegangenen Kapiteln dargestellt. In erster Linie geht es um eine gesunde und vernünftige Ernährung und Lebensweise. Weiterhin ist es notwendig, dass der Hochdruckkranke ein zuverlässiger Partner seines Hausarztes ist (Blutdruckselbstmessung, regelmäßige Tabletteneinnahme = Therapietreue = gute Compliance).

Die 10 Grundregeln:
 1. Blutdruck regelmäßig messen,
 2. Empfehlungen des Arztes beachten,
 3. Normalgewicht anstreben,
 4. Alkoholgenuss einschränken,
 5. Kochsalz durch Gewürze ersetzen,
 6. reichlich Obst und Gemüse essen,
 7. pflanzliche Fette und hochwertige Öle bevorzugen,
 8. Rauchen einstellen,
 9. körperliche Bewegung fördern,
10. für Ruhe und Entspannung sorgen.

Ziel aller Bemühungen ist es, Eigeninitiative und Eigenverantwortung jedes einzelnen Menschen für die Erhaltung seiner Gesundheit zu stärken. Es soll aufgezeigt werden, wie durch eine gesündere Lebensweise Krankheitsrisiken verhindert oder zumindest verringert werden können. Dabei geht es darum, regelmäßige körperliche Aktivitäten zu fördern, vernünftige Ernährungsweisen aufzuzeigen, die Notwendigkeit von ausreichendem Schlaf und Entspannung zu verdeutlichen und hinzuweisen auf die Fehler und Gefahren, die im Übergewicht, im Rauchen und im übermäßigen Alkoholgenuss liegen. Weiterhin soll klargemacht werden, dass mit der häufig notwendigen zusätzlichen Medikamenteneinnahme bei fast allen Hochdruckpatienten eine Blutdrucksenkung bzw. -normalisierung möglich ist.

Das Wissen um die Gefahren, aber auch um die Möglichkeiten der Behandlung des Bluthochdrucks soll dazu führen, dass jedermann in regelmäßigen Abständen seinen Blutdruck kontrollieren lässt. Ziel ist ein anhaltend normaler Blutdruck aller – bei Hypertoniepatienten durch eine entsprechende Behandlung.

12 Literaturhinweise

Dem Leitfaden „Bluthochdruck und kardiovaskuläre Risikofaktoren" (Klaus, D., und Gleichmann, S.), Joop Verlag, Wiesbaden (1998) verdanken wir einige Abbildungen in diesem Buch.

Auf folgende Informationsmaterialien der „Deutschen Liga zur Bekämpfung des hohen Blutdrucks gem. e. V." (Anschrift: Postfach 10 20 40, 69010 Heidelberg):

– Rauchen und Bluthochdruck

– Alkohol und Bluthochdruck

– Kochsalz und Hochdruck

– Übergewicht und Hochdruck

– Hypertonie und Sport

– Blutdruckpass

Hoher Blutdruck – Antworten auf 10 Fragen, Patientenbroschüre

Empfehlungen für die Ernährung bei hohem Blutdruck

Ernährung bei Bluthochdruck, Herz- und Gefäßkrankheiten

Herz- und Kreislauferkrankungen: 300 medizinische Fachbegriffe

Druckpunkt – Patientenzeitschrift

Was Sie über Bluthochdruck wissen sollten. Eine Informationsschrift für Patienten

Tonkassette „Herzliche Tipps" für Patienten

Faltblatt „Herz-Kreislauf-Telefon"

Faltblatt „Selbsthilfegruppen für Bluthochdruckkranke"

Druck: Strauss GmbH, Mörlenbach
Verarbeitung: Schäffer, Grünstadt